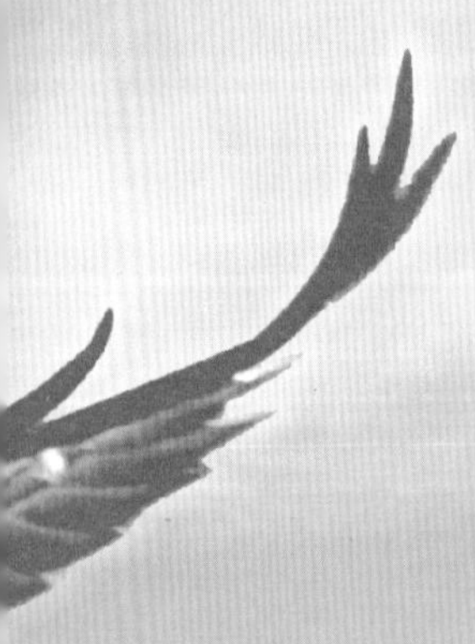

大展好書　好書大展

品嘗好書　冠群可期

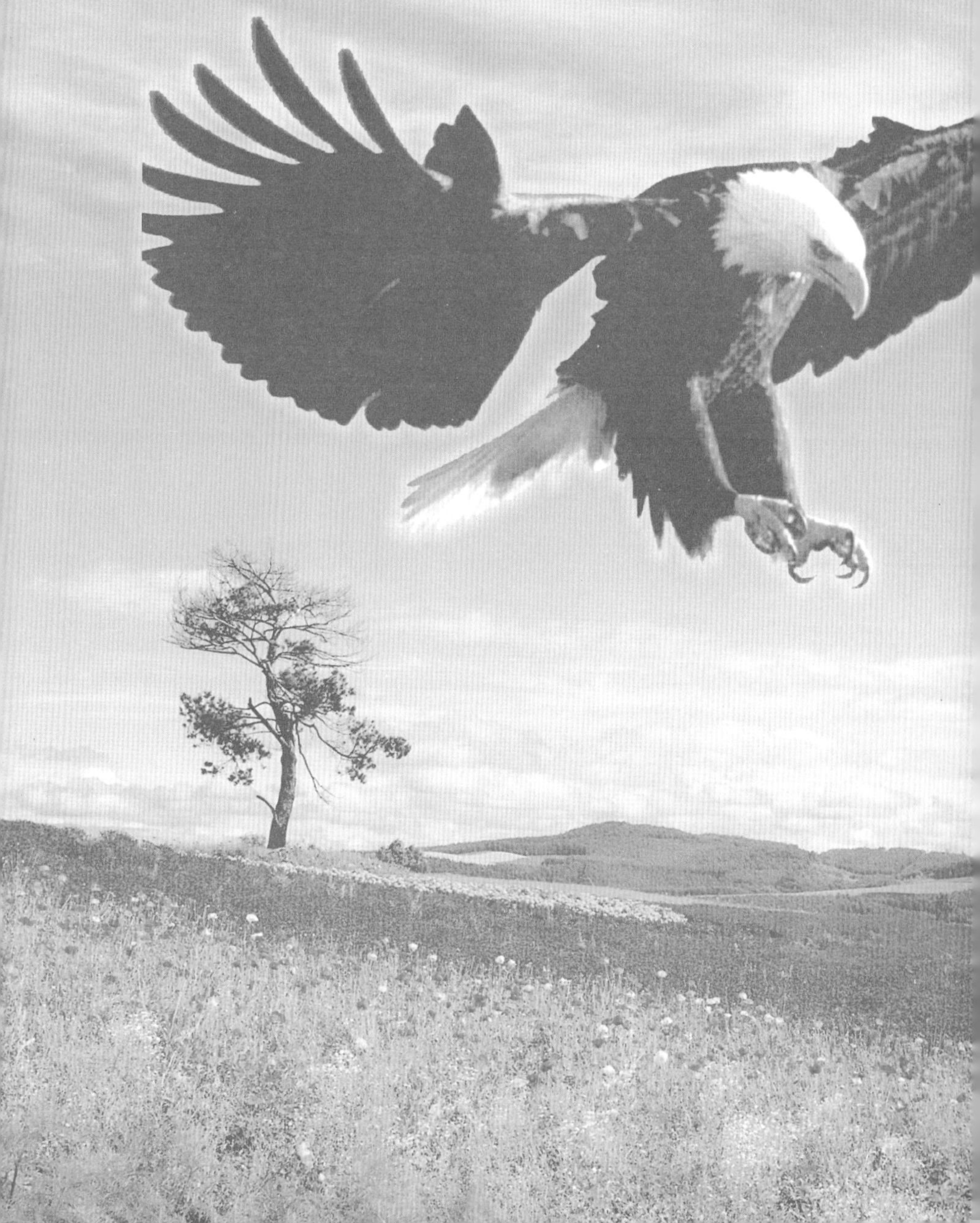

健康加油站50

禿髮·白髮預防與治療

陳炳崑 編著

大展出版社有限公司

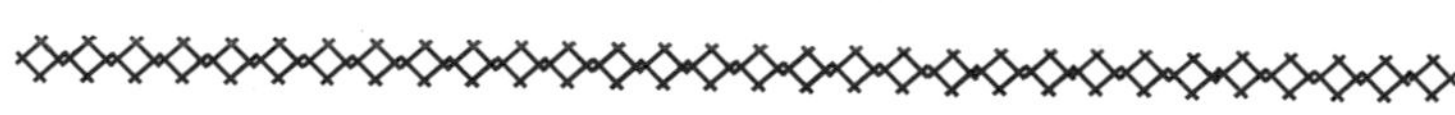

序言

愈來愈多的現代人為白髮與禿頭所苦，而且少年禿、少年白的現象不僅日漸增加，患者的年齡層也逐日下降，儼然成為現代男女共有的憂慮。

有人或將其歸為「遺傳」之原因，認為頭禿、髮白乃自然生成無法改變。髮質真的無法改變嗎？本書即以頭髮科學理論為基礎，輔以驚奇實證結果，為讀者逐一說明，也給那些迷信「禿頭、白髮治不好」的人，帶來治癒的希望。

造成髮質異常現象的因素很多，包括生理及心理方面，乃至氣候、溫度、濕度的變化等，因此必須時時注意自己頭髮的變化，不可掉以輕心。並且，由頭髮的異常還可推測身體上的某些疾病，這無疑也是一個警告的訊號，亦意味著，頭髮確實與人體各器官機能的運作有關。

「禿頭、白髮決不是遺傳的」，在本書所介紹的各種治癒例子與論證中，讀者必可得到這一個正確的觀念與信心。作者衷心盼望為三千煩惱絲所苦的人，能藉由本書所傳遞的正確實用、科學的頭髮常識，早日重獲漂亮烏黑的頭髮。

白髮是這樣治好的

①用剪刀從髮根剪斷，然後用梳子輕輕敲擊。

②用力擠壓耳後塌陷之凹穴。

③從後頭部擠壓到背脊樑的部位。

④敲擊肩胛骨之下部位。

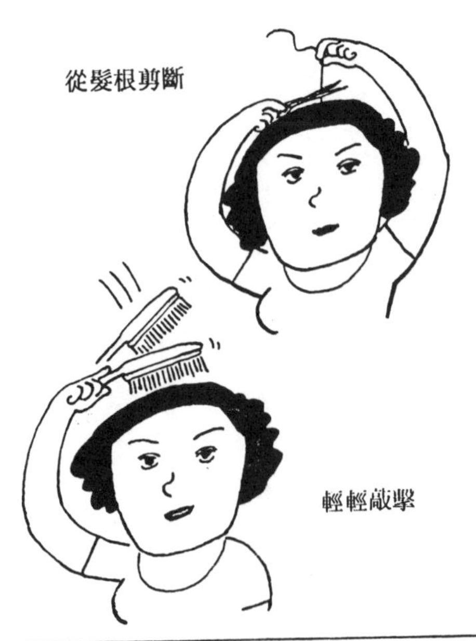

這種人容易長白頭髮

①個性內向、神經質的人。

②讀書過度、用腦過多的人。

③飲用多量酒精類、碳酸飲料的人。

④討厭吃青菜和海產的人。

⑤受過精神打擊的人。

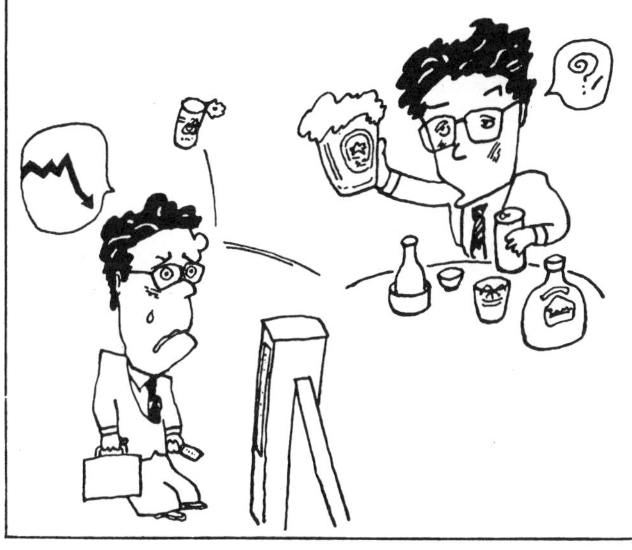

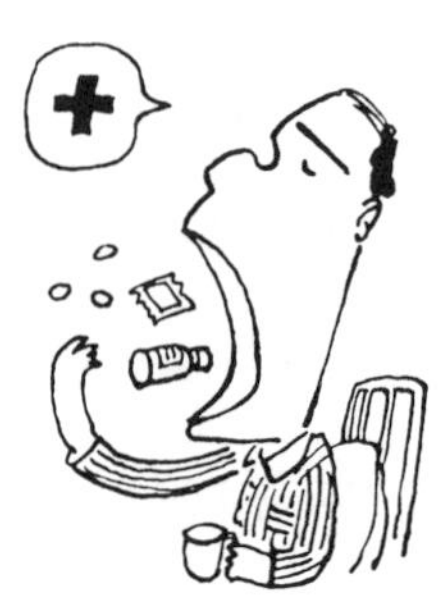

⑥時常吃藥的人。

⑦常要使用眼睛的人。

⑧使用強鹼性洗髮精的人。

⑨不喜歡蔬菜等纖維性食物的人。

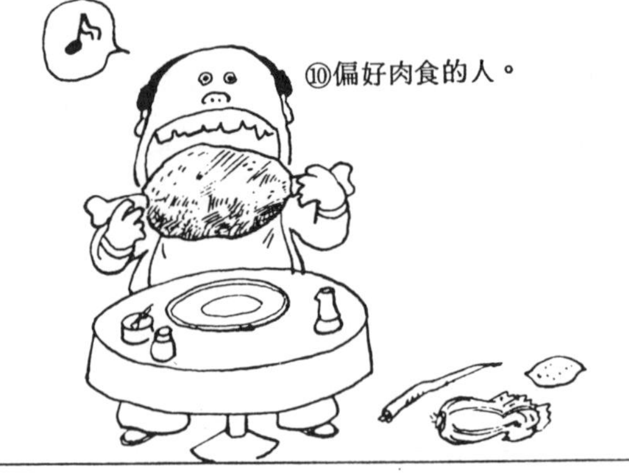

⑩偏好肉食的人。

這種人容易禿頭

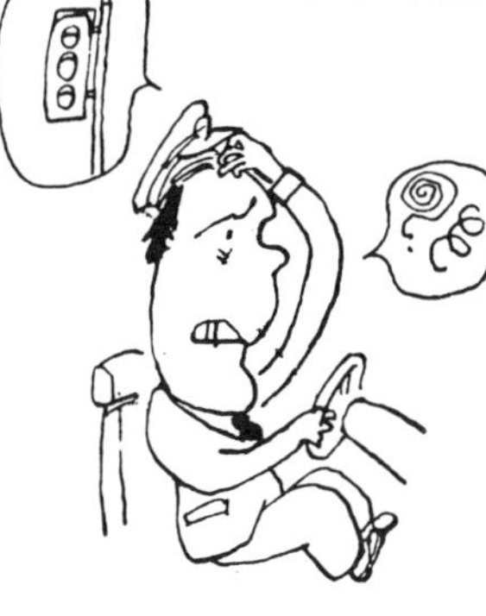

①時常焦躁不安的人。

②常燙捲髮的人。

③長時間在冷凍庫工作的人。

④清涼飲料、碳酸飲料、酒和香煙飲用過多的人。

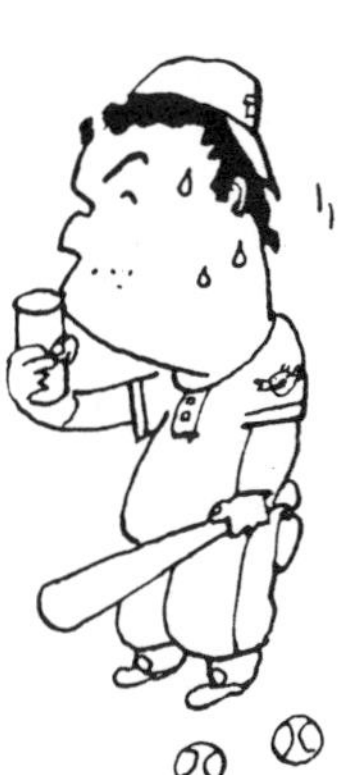

⑤常戴帽子和假髮的人。

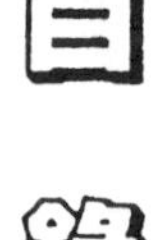
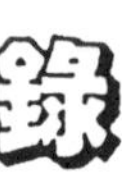

第一章　您的做法危險重重

第二章　認清自己的髮質

第三章　注意自己頭髮的變化

第四章　由頭髮異常窺知疾病

驚人的頭髮科學——

再生處方的實證

脫髮、白髮顯示身體的異常

你的髮質必定能夠改變

「頭髮因人而異，千差萬別，再依其髮質的不同，髮型千變萬化」——這是大約十年前我當美容師時的常識。

「天生這樣的髮質，難道就只能做這種髮型啊！」——幾乎每天都會聽到顧客說這句話，也因此我才認眞的去思考「改變髮質」的這個問題。能夠隨心所欲做任何髮型的髮質，不但是顧客的希望，也是我們美容師的願望。

「難道沒有辦法改變髮質嗎？」一面思考這個問題的同時，也一面處理顧客們的髮型。有一天我有了重大的發現。那就是同一個人的髮質可以改變的事。譬如染髮、燙髮、剪髮時髮質受損，粗劣的人，經過我的建議，減少染髮、燙髮的次數得到適當的整理之後髮質漸漸變好了。

此外，我和姊姊在母親經營的美容院工作，美容院剛好在大學附屬醫院和國立醫院附近，來醫院看病，手術前來整理頭髮，或者是和病魔苦鬪幾個月之後出院的人，有很多都到美容院來。於是，我每天觀察這些人，發現這些長期看病或住院的人，因服用藥物，頭髮已失去光澤、彈性，白頭髮也忽然增多了。

就這樣我了解了生來不變髮質也會起很大的變化。這種發現推翻了以前的觀念，使我轉向「那變化的原因呢？」這個問題上。

頭髮科學和神經為我的假設立證

我首先對那些頭髮損傷的人展開調查。這樣，我發現不管什麼症狀都有疼痛這個共同點，如此一來，我想醫院所開出的處方裡面一定含有止痛的藥物，得到藥劑師的協助後我開始分析，結果眞發現每一個人服用的處方裡都有鎮痛劑。

這種鎮痛劑是麻痺神經的麻醉藥，而且對人體產生各種副作用。但是對頭髮的影響如何就不得而知了。從美容記錄表上所記載的頭髮的狀態（白髮、焦黃髮、瘢痕狀態），我私底下確信這顯然是鎮痛劑的副作用。

於是我在學習頭髮科學和神經學當中，發現了完全不同的三個學說之研究報告，出現同樣的結論。在頭髮科學裡記載著「毛髓質變成灰白色，向單方向連結著行進，其中含有氧氣的空胞體」，同樣的在神經學裡寫著「神經成灰白色，向單一方向連結著行進」。

因此我下了一個結論：「髮毛的毛髓質是體內的神經纖維素被排泄的產物」。

劃時代的生髮術誕生了

我不斷的努力著爲了要證明這個結論。最後我使用與以前完全不同的剪法，由多次的實驗結果瞭解頭髮和神經直接連結著。

用這種剪法剪掉的頭髮，隨後都能回復到正常的狀態，而且利用這種剪法刺激神經，整個身體狀況顯然的步入正軌。

我爲了加强效果，使這種方法成爲卽效性的東西，又編出進攻和防守二篇技法，三種組合成了「生髮處方」。如此一來，不但是頭髮科學或神經學，舉凡營養學、東洋治療法，尤其是依針灸或指壓所得的經絡理論、脊柱調整等的療法理論，還有漢方療法理論等都成了它的基礎。因此生髮處方不是一種偏方，它依循「保持神經正常，由平衡的營養之攝取而獲致漂亮的髮質」這種基本理論，可說是廣泛且具彈性的處方。

局部治療法不能治癒

可是，這種「生髮處方」究竟是怎麼一回事呢？

這是從英語 Regeneration 德語 Eine Regenereration 得來的，二者都是「復活」、「再生」的意思。如果身體全體的細胞不能復活，我們就不能期望頭髮的復活。因此這種生髮術就成了「頭髮與身體的復活處方」。

而且到目前爲止，不只限於頭髮，過去所介紹的健康法和美容法都僅是局部治療的處方，各各部位好像都毫無關係似的。我想這種治療方法是無效的。因爲各種症狀雖然分散著出現，但都是出自一個身體。所以像頭髮上出現的掉髮、白髮等症狀，也應該綜合的考慮整個身體諸器官狀態才行。「生髮處方」也就是實踐這種理論的「綜合美容健康法」。

為什麼從身體的根本可治癒脫髮、白髮

到我診所的人都是跟頭髮「奮戰苦鬪」之後才來的。聽了他們的談話，我驚訝著；居然有這麼多有關頭髮的治療法。植毛、乾冰療法、荷爾蒙注射、育毛養毛劑、漢方療法等等，不勝枚舉。

但是不管是如何有價值的養毛劑，在頭皮的水分吸收率是〇・〇三%的狀況之下，不能期望

它的效果。而且植毛、乾冰治療法、荷爾蒙注射等不但不能根本治癒，甚至有傷內臟之虞。到我診所來的那些有植毛經驗的人，與其年齡比起來，其細胞的老化異常地快速，這無異是最好的證明。

來接受治療的人異口同聲的這樣說：「來這裡之前接受各種治療，也學了一些有關這方面的理論，但都是大同小異，而森先生的理論和處方就和以往的大不相同了。」這是當然的。這些人到現在所接受的治療全都僅是體外處方、局部處方而已，只是爲了求一時的心安或維持現狀的治療方式。

相反的，我這生髮處方把頭髮認爲是保有重要功能的身體之一部份。因此，「頭髮是自律神經纖維細胞變成纖維素而向體外排泄的東西」這種理論就成其基本了。

我們人類在母親體內時就通過肚臍和母體連繫著，而出生後須靠自己呼吸攝食，神經活動也變得非常活潑，這樣活動的結果，約一千萬個自律神經纖維細胞就成一個纖維素排泄到體外，這個就是頭髮。簡而言之，在體內稱爲自律神經，被排泄到體外就稱爲「髮」了。

因此，給予髮刺激而傳到自律神經，使其活動正常而得到健康的狀態，就成爲三種處方的大前提了。如果沒有健康的身體，我們就不能期望美麗的頭髮。對頭髮有煩惱而又希望有美麗的頭髮的人，我都告訴他們充分的營養、精神的安逸、適度的柔軟體操的必要，因爲這些才是從體內根本的育毛、增髮的方法。

生髮術的處方不使用那些器械或藥物等違反自然的東西，而是利用我們人體的構造與其活動，加上食物營養的一種自然療法。「治癒」並不是一時的壓抑症狀，而是要人曉得，它是從人體的根本除去脫毛、白髮發生的原因。

生髮的處方有三個要點

那麼，自然療法究竟是什麼呢？爲了讓我們人體具備的機能達到最好的狀態，生髮術的處方是促進血液循環、平衡的攝取營養、獨特的剪理技法等三個竅門所組成。我們想一想在耕種的時候，先犂田、整理水的通路，然後再施肥，簡單的說來頭髮也跟這一樣。獨特的剪理技法等於是犂田；柔輭筋肉，促進血液循環等於是水流的通行，攝取營養等於是施肥一樣。有這些細心的耕耘即能獲得美麗的頭髮。

這些過程都依據自然的處理，可說是最基本的理論。但現在這種最基本的東西被遺忘了，掉頭髮就用養毛劑、禿頭就用假髮，這只能救一時之急。從平衡的飲食中攝取營養，將這些營養輸送到毛髮的血液循環，幫助神經纖維細胞之調整的生髮技巧，這三種方法首先培養出健康的身體，然後出現的就是漂亮的頭髮了。

本書以我長年的實際經驗所得到的生髮處方之理論與實證爲基礎，重新介紹這種誰都能輕易利用的有效方法。這些方法沒有一個是困難的，希望讀者趕緊把這種簡易的方法實施到日常生活中，早日恢復您的「秀髮」。還有，如果想改善不斷掉髮的毛病，這種健康法也是可以派上用場的。脫毛、白髮一定可以治癒，這是我臨床經驗的結論。

髮質的自我判斷

〔油　性〕

✤皮脂的分泌旺盛。
✤梳髮時黏貼著頭皮屑。
✤耳垢潮溼。
✤損害少，但易黏結而生怪味。

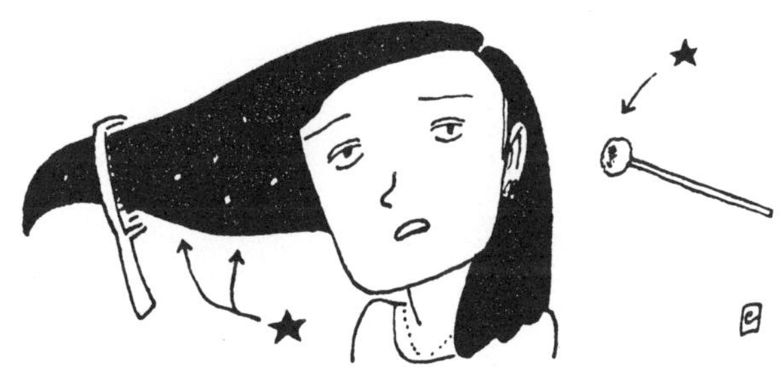

〔中　性〕

✤耳垢正常。
✤皮脂分泌適中，是最沒問題的一型。
✤三天洗一次髮即可。

〔乾　性〕

✤皮脂分泌少。
✤洗後乾燥雜亂。
✤最容易損傷的一型。
✤頭髮分叉、斷髮多。
✤髮毛不容易梳理。
✤白色頭皮屑特多。

第一章 您的做法危險重重

1.「脫髮、白髮是遺傳」這種說法是錯誤的

通常，禿頭的人有90%都怨恨父親或祖父，而且擔心自己的孩子會不會跟自己一樣。但根據我的研究結果，掉髮、白髮等的異常狀態跟遺傳並無直接的關係。髮的生長、粗細、柔軟、潤澤等無寧是跟飲食生活和居住地域有很大的關連。

在現實裡，禿頭和白髮的家系，使得當事人認爲是決定自己頭髮命運之主要原因。話回溯到很久以前，當交通還不發達的時候，居住在同一地域，同樣氣候之中，並吃著相同收穫物的團體。大別之，這些團體是西歐人、北歐人、東方人。長時間在相同的地域吃相同的食物，這些人的身體也由相同的細胞所形成，甚至，眼睛的顏色、體型、和髮色等……。

北歐人、西歐人住在空氣中鹽基少，紫外線也弱的地域。全部的食物中少沃碘或天然色素，海產物的攝取困難之故，黑色形成細胞的功能遲鈍，黑色素不夠多，因此這裡的人肌膚、髮色淡，眼睛藍。

相反的，東方人所居住的地方，空氣中多鹽基、紫外線也强，黑色形成細胞活動旺盛，產生許多黑色素，因此長年之後肌膚顏色較濃，髮黑、眼睛也黑……這樣說明的話也許大家就明白

了吧！

但這種環境條件、飲食生活的差異在相同的國度裡也會因地域不同而表現出來，若也在各家庭的飲食生活的嗜好中表現出來的話，禿頭或白髮宛如遺傳那樣地被人認定是可以被理解了。

到我這裡來診療的人，近半數都離開父母一個人住，年齡雖在十八歲到三七歲之間，卻有掉髮或白髮的煩惱。

其中有一個二八歲薪水階級的K先生，親戚、家族都沒有人禿頭，但到都市後，住在單身公寓，前幾年開始頭髮漸漸稀薄起來，最後連頭頂部也禿光了。

他的飲食生活非常節儉，白天都在外吃，偶爾在公寓裡吃也是隨便到店裡買個零食或者速食品就解決了。營養偏頗，必要的氨基酸蛋白質食品也缺乏補給，而且在都市的緊張生活漩渦裡，頭髮被踩躪，這樣一來禿頭也是理所當然的了。

我指導他趕快改變飲食生活，每日攝取納豆（日本特製食品）紅蘿蔔汁。我告訴他留心攝取營養價值高的食品、做促進血液循環的頭皮運動、整理等，再併用生髮術剪理法的第二個月，頭頂部生長出薄薄的黑髮，三個月時兩鬢也長出黑髮了，現在他前頭部的毛髮也逐漸恢復了。

還有三一歲的J先生，因爲父親、大哥都有禿頭，五年前開始掉髮，他認爲這大半是遺傳而死心。但在通勤途中聽到車子上的收音機介紹生髮術處方，半信半疑的實行看看，數個月之後新生毛髮開始長出來，二年後幾乎恢復到以前那種健康的頭髮。對死心了的頭髮能再復活，他感到無比的興奮。

「有健全的身體才有健康的頭髮」，「頭髮也是身體一部」以上的例子可說是最好的實例。

對認定「脫毛、白髮是遺傳」而想不開的人，應該儘快從今天就開始用心培養頭髮，同時也該對自己一向不注意而糟蹋的秀髮作一番檢討才行。

2. 白髮越拔越增加

看到一根二根白髮就叫孫子拔起來，這眞是令人莞爾的光景。但拔一根二根還好，不知不覺間白髮佔領黑髮，猛一發覺時竟都是白的……。老年人倒情有可原，姑且不論，年輕人如果遇到這種情況，我看連笑都笑不出來了，而儘是嘆息呢？

實際上，拔掉這些稀疏的白髮只是「己醜不可外揚」的心理作祟，天曉得這種遮掩的方式正是造成滿頭白髮的根本原因，知道這事的人不是出奇的少嗎？

一根增加到百根…不，一根頭髮關聯到體內一千萬個細胞，拔掉一根頭髮就損傷到其周圍健康的毛孔，對毛根的神經活動帶來障害。拔一根會增多的說法，其原因在此。

而且拔髮之後，新生髮需要很多的熱能。就好像枝葉不好，外形不好的樹木，與其從根掘起重新植新苗，和剪理整形，那一邊能迅速得到好的形態，想一想卽可得知。

不要拔掉頭髮，從根部剪斷，用手指輕敲毛穴的部份，神經也能從外部接受物理的刺激。循環到毛囊部的血液良好，營養補給之故黑色形成細胞的活動旺盛，使卽將失去色素的頭髮復原。有關這個問題，筆者再稍做說明。

究竟白髮的眞象爲何？事實上頭髮原本都是白的，而在毛皮質的染色工場染上黑的或茶色的，這樣想你就可以知道了吧。

白髮變成黑髮的過程是，由食物中攝取的營養素—碘被輸送到毛皮質，在那裡的黑色形成細胞的活動就活潑起來，開始旺盛地製造黑色素。被製造出來的黑色素本來是黃色的，受到太陽光線、紫外線照射變褐色，而看來是黑色的。

因此防止白頭髮首先要珍惜這種黑色形成細胞，使它活動正常才行，要不斷的運送這種「機械」的原動力沃素（碘）到毛皮質去。如果不足的話，工場的染色作業就會中止，變成髮末染時的白色狀態出現。

黑髮在中途變成白髮，或是發現毛尖白髮、毛根黑髮這種未完成的製品，全都是因爲上述的原因，中途變成白髮是斷油（碘不足）或週邊同樣細胞的白髮被拔掉，使毛孔損傷，黑色形成細

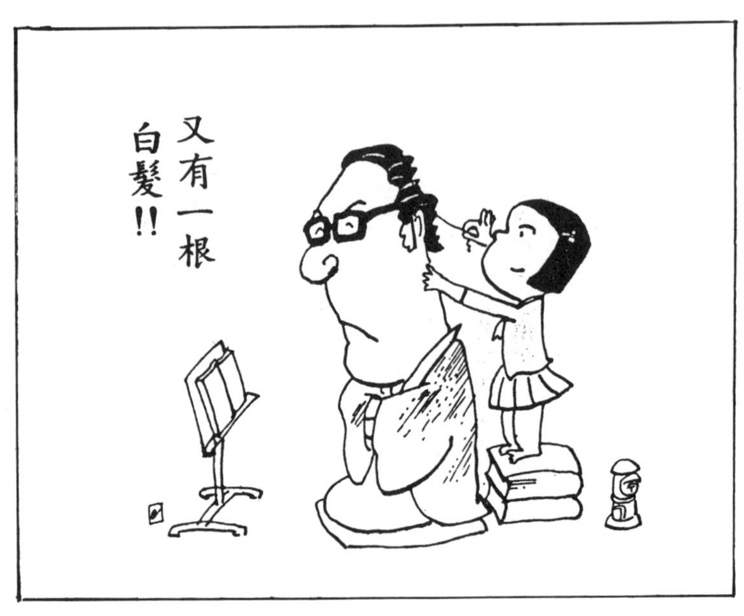

胞不能活動。相反的，中途黑色形成細胞如果再開始活動，從毛根起就恢復黑髮了。

由此可知白髮跟年齡無關，是因爲碘不足或緊張，細胞被破壞而引起的。生髮術處方就以此點爲研究重點，實施食物療法，刺激頭皮，使黑色形成細胞再度活潑起來的特殊剪理方法。

雖然是白髮，長在頭上就是活的，如果因爲是白髮而拔掉的話，就如同斷送毛髮的生命一樣。因此隨便拔白髮反而會收到逆效果，這點須謹記才好。

3. 禿頭實際上是精力減退的象徵

「禿頭的人精力絕倫」。

這句話聽起來好像是眞實似的名言，可能是一個禿頭的英雄很在意這個光頭，怕別人看穿他的心意而努力辯解著……。

從前禿頭是中年男子特有的，是否精亮發光看起來更男性，而被認爲是「精力絕倫的象徵」？如果這樣也並非毫無道理，但今天禿頭不但不是中年男性的象徵，在二、三十幾歲的年輕人身上也不稀罕了。

一個患者來信說：「我是高中二年級的學生，上了初中以後荷爾蒙分泌異常，可能是因爲這個原因，前頭部的毛髮開始脫落了，請告訴我荷爾蒙跟頭髮的關係吧」。就像信紙上所說的，初、高中的生長期跟荷爾蒙有密切的關係。

荷爾蒙和營養素不同，不能從食物攝取得到，而是腦下垂體、甲狀腺、副腎、胰臟、卵巢、睪丸各器官分泌出來的東西。

其中腦下垂體分泌出來的成長荷爾蒙和甲狀腺分泌的Throcin，使身體的細胞不斷生產蛋白質，促進骨骼、筋肉、頭髮的成長。因此，生長期中，假如欠缺這些荷爾蒙，蛋白質就會不足，身體發育不完全，頭髮的成長也就惡劣了。

俗話所說的荷爾蒙的平衡，卽是男性荷爾蒙和女性荷爾蒙的平衡，但常人容易連想到性荷爾蒙。

的確，對適齡期的男性、女性來說，關係最深的是賀爾蒙。一到適齡期，男追女，女求男是很自然的，也由此身體的發育得到平衡，這卽關係到頭髮生長的平衡。

從卵巢分泌出來的女性荷爾蒙，使皮膚、體毛、頭髮柔輭，相反的，從睪丸分泌出來的男性荷爾蒙使體毛、骨骼、頭髮堅硬。因此如果失去平衡，偏向一方時頭髮卽會異常。

應該有頭髮的地方禿光了，這表示頭髮有異常，亦卽表示生殖器有異常，這可說生殖器的功能低弱了。因此結論是與英雄的辯解「禿頭是精力絕倫的象徵」這句話相反的。

4. 虐待眼睛會脫毛

在聯考的學生身上看到掉髮的低齡化，診斷的人當中甚至有十五、十六歲的少年。依照我的診斷，從額頭兩邊到前頭葉、頭頂部爲止脫毛的原因是，讀書用功過度所引起的視神經疲勞，且由此而導致內臟衰弱的很多。

這種視神經疲勞會引起慢性的肩肌僵硬，年輕時不去管它，不知不覺間脖子的血管之收縮運動惡化，血的流動也不良，頭蓋骨和頭皮之間的毛血管也因此而循環不良。這樣一來，當然輸送到毛囊部的營養運搬工作就不能順利進行，這種情形持繼下去就誘發掉髮的現象。尤其是視神經集中的額頭之兩邊的脫髮，眼睛的疲勞卽是原因。

同時，因視神經的疲勞，隨伴而來的精神性緊張，和胃腸的作用有非常密切的關係。衰弱的胃腸不能充分地吸收養分，頭髮也就營養不足。

以胃腸爲首的內臟諸器官是身體的引擎部份，平常不注意保養的話，引擎發生毛病時各機能的功能也會衰弱。

像今天，宣傳工具的發達所伴隨而來的情報過多的情況中，不特別小心就很容易把精神浪費在無用的鉛字印刷（情報消息）之中。在火車上看書或看報紙，一有剩餘的時間就想看點什麼以打發時間。在這種時候，我都把眼睛閉起來休息，沈入瞑想之中。我勸大家不妨也試一試。

5. 酒、煙、碳酸飲料是頭髮的三大尅星

來我這裡請問掉髮或捲髮的大部份男性，都是喜歡喝酒、吸煙、喝碳酸飲料和通宵打麻將的人。我問他們：「你是什麼時候發現掉髮的？」大部份的人都回答二十四歲左右。

女性的肌膚之最高峰期是25歲，男性的頭髮是24歲，過了這個轉捩期之後，人生可能就會有所變化了吧，也許這意味著人生階段的年齡也說不定。對男性來講，這個年齡正是進入社會，站在人生的起跑線上的時候。

接著我問他們：

「就職之後，下班常和同事去喝酒，打麻將嗎？」

「煙抽很多嗎？」

「天氣熱時猛喝碳酸飲料嗎？」

差不多所有的人都對二個以上的問題答「是」。

酒是百藥之長，吃飯時適量地喝一些是有益的，但不知適可而止就常會引發胃腸的障害，而且酒內常會放入防腐劑，這對頭髮是有害的。

煙是百害而無一利，不只是支氣管炎，肺等的毛病，甚至會污染空氣，造成食慾不振，胃腸活動不正常等毛病。

碳酸飲料好喝，結果一口氣灌下去，胃腸急速冷卻，受到低溫的衝擊是對消化有害的。

通宵打麻將，不管如何飲食或睡眠就會不規則，同樣的姿勢長時間地坐著，對胃是一種負擔。且煙的數量增加，導致維他命C或血液中的氧氣不足，最後神經疲勞，頭髮的異常就出現了。

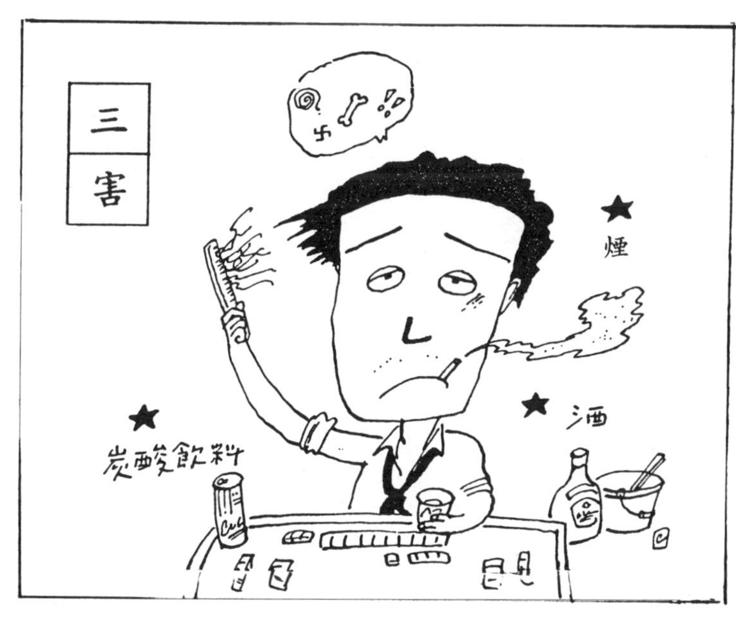

因此，酒、煙、碳酸飲料、通宵打麻將等都對胃腸的正常功能構成障礙。從春天到夏天這樣虐待身體，秋天一到掉髮的現象就出現。除上述之原因外還有一些因素。

剛進公司不習慣，每天都緊繃神經，由於精神性的緊張，自律神經諸器官在不知不覺間就衰弱了。還有和同事從東喝到西，晚上到處吃宵夜，甚且還要打通宵麻將。

不久夏天到了，天天喊熱大喝碳酸飲料。業已衰弱的內臟諸器官又受到突然而來的冷卻，越受不了這種衝擊，而漸漸的失去正常的機能。這樣一來當然營養分的吸收不良，養分也就不能送到末端的頭髮。受到這樣虐待，無怪乎秋天一到，頭髮就輕易地掉落。

普通人秋天也容易掉髮，特別是這種年齡

的人來說是危險信號。

如果想維持「秀髮」，酒、煙、碳酸飲料的用量要控制，留心過正常的生活才能超越這個人生轉換期。

6. 常吃藥對頭髮也不好

我以前讀過一本叫「藥殺列島」的書，我認爲這是喜歡吃藥的國人必讀的書。最近，稍微患了一點感冒到醫院去，好像禮品般的要帶回三、四包的藥袋，不僅是內科，連齒科或眼科都推出抗生物質的服用藥。

在那些廣告裡，什麼強壯劑啦、維他命啦，眼睛疲勞用的眼藥水啦……等等，這麼簡單的勸人服用成藥。雖然體力不好的人增多，服用藥品的人數也隨著增多，但我們人體有自然地維護健康的能力。

常服用成藥不但抑制這種能力，還帶來「副作用」這種「禮物」，每一個人豈不是應該用心地思考一下嗎？

身爲齒科醫生的F女士也站在醫生的立場，發表她的體驗手記。

「我開始注意自己的健康和頭髮，已是去年秋天的事，在醫院齒科服務的我，因爲診療和複雜的人際關係所產生的極度緊張和過度疲勞，引起了肺炎，最後不得不住進醫院。醫院每天給我多量的抗生物質，而衰弱的我根本無法接受，竟至全身起濕疹。雖然稱之爲藥，但只是化學物質，對身體來說，它都隱藏著「毒物」的作用之危險性，這種藥之危險性我是親身體驗到了。以後我雖然治癒出院，但肌膚變皺，頭髮也失去光澤和彈性，掉髮增加，過著憂鬱的日子。」

還有，T市的I先生（四八歲）可能因爲腰痛時常服用鎮痛劑的關係吧，頭髮起了異常，而來給我診斷。我首先看了他頭髮的狀況。黏黏的，沒有彈性，好像被火燒到一般。分枝的毛髮很多，開叉、斷毛也不少，髮的生長很慢，掉髮又很厲害，最後連頭頂部的頭髮也變得稀少了。

由以上二個例子，可知常服用藥物對頭髮有非常壞的影響。爲什麼會影響到頭髮呢？這個就成爲我理論的支柱，也就是『頭髮是神經纖維細胞的排泄物』『在頭髮中心的毛髓質，和體內的神經纖維素是同樣的東西』。

體內發生的變化必會影響到頭髮，而且是很明顯地呈現出來。

對身體有藥物效果的藥品，時常服用時也會變成「毒藥」的作用出現，累積久了就失去藥的效果，反而出現落髮、掉毛的現象。

特別是上述二人的情況，他們的藥物之中都含有抗生物質和鎮痛劑等麻痺神經的藥物，神經纖維細胞的功能遲鈍了，營養的吸收力薄弱了，養分就不能輸送到頭部，而導致各種異常症狀出現的原因。

7. 急躁、憂鬱是脫髮之根本原因

前幾天我走在補習班林立的街道上，發現聯考生的頭髮都很稀薄而感到可憐。正當那個時候，我接到了一位重考生寫來的一封信。

「突然寫信給您，很冒昧。我很久以前就擔心掉髮是否太多了，前幾天我發現後頭部有十元銅幣那麼大的掉髮痕跡。事實上一年以前我就發現有一個圓形的掉髮痕跡，由於擔心所以想要進一步了解有關頭髮的問題才寫信向老師您請教。老師說圓形脫髮症最大的原因是緊張，這對我眞是一大難題。因爲聯考生的生活很難把緊張消除掉，聯考日期愈近，各種焦躁，煩惱和不安等就愈多，這些都是造成頭髮脫落的因素，該怎麼辦才好呢？」

從這一封信當中，我們知道，在現代的緊張漩渦裡，特別是聯考的緊張很難避免，這和掉髮的低年齡是非常有關係的，對於這種問題的解決不想辦法不行。

另一方面，在社會生活裡面，工作量太多，要緊的事迫在眼前，昇級責任重，考慮著家裡的

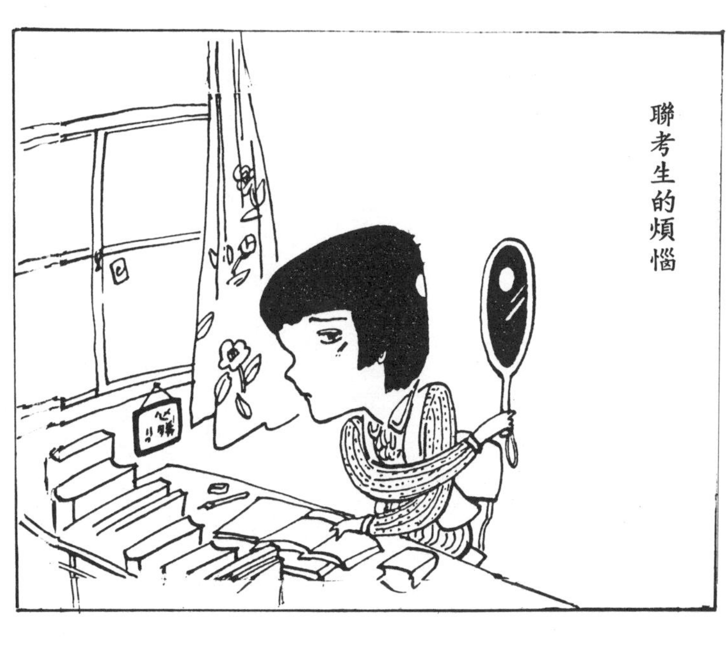

大小事情等等，眞是多得數不完的精神壓力。

這種緊張和掉髮有什麼關係呢？

不管是聯考也好、寫報告也好，或想要完成一些事時，伏在桌前苦思，頭上發熱，發癢就猛抓，不知不覺間就抓出毛病來了。有這種緊張感時，交感神經也跟著緊張，皮脂腺的活動就旺盛起來，頭皮分泌出來的脂肪量就增多了。簡而言之，頭上出脂汗了。

汗是鹹性的，就那樣放著不處理的話細菌容易繁殖，就成了不潔的狀態了。儘管如此，忙的時候，就很容易懶得梳洗整理了。

不清潔又懶得整理，頭皮自然就會出現頭皮屑，從這些頭皮屑的部份開始，毛球部會受到損傷，就造成掉髮。這是由於緊張、焦躁而導致掉髮的誘因。

那麼憂鬱又是怎麼跟掉髮扯上關係的呢？

有不能言傳的煩惱時，我們的自律神經的活動就低落，自律神經系諸器官就萎縮。導致就沒有食慾，吃的東西消化吸收也不好。

再加上不斷的使用神經，腦蛋白質的新陳代謝變得非常激烈，而血液中的營養又不足，這種狀態之下頭髮就因為營養不良而脫落了。

這種焦躁和憂鬱的互相作用就變成緊張，所以掉髮和緊張有著密不可分的關係，我想各位讀者都知道了吧。希望大家要注意，保持平靜安和的生活，不要因為瑣事而憂鬱、苦惱，有堅强的精神力，努力來維護健康的頭髮。

8. 帽子、假髮是血液循環的一大障礙

戰後，常常聽到「軍人禿頭」這句話，這是因為整天帶著軍帽，血管被壓迫，血液循環不良，又加上炎熱天氣之下滿頭大汗，又不能天天洗頭。這樣的壞情況持續半年，一年後就變成禿頭了。

最近有這樣的例子：「我的工作一天要戴三小時到四個小時的安全帽，不管如何酷熱或寒冷

的日子，不戴安全帽不行。因此，在炎熱的夏季裡帶安全帽，頭上又熱又出汗，我擔心這會不會對頭髮有不良的影響，現在雖才三十歲但頭髮脫落得厲害，整個頭髮都愈來愈稀少了。

安全帽拿下來搔頭時，感覺油油的，這可能是脂漏性掉髮吧？」

接到這樣的信，使我了解因為工作整天不得不戴安全帽的人之苦惱，這可說是職業病吧。

和這個相反的，沒有必要戴而戴著的是那些流行的假髮。最近，由於它的各種用途，在男女老幼之間廣被利用著。

從中年到上了年紀的男性為了隱藏稍微稀薄的頭頂部，女性不管年齡，只要心裡喜歡就配合服裝和時地，或者因為美觀等目的而戴起假髮來。

的確，假髮可顯出年輕和美麗，可隨意裝飾，而且也不必長時間呆在美容院裡，避免直接弄傷頭髮，且可輕易改變髮型等等好處，但使用法，選擇錯誤時，不但不能隱藏掉髮反而變成掉髮的原因呢。

好的假髮，風吹也不受影響，邊髮很自然的貼合著，眞是巧妙之至。而且為使人看起來更自然也有使用人髮的。但越是精巧，越像眞髮時，就會忽略眞正長在頭上的毛髮。束太緊了頭就失去通氣性，細菌因而繁衍，欠缺清潔性，反而得到這種不衞生的負面結果。

軍帽就和安全帽一樣，假髮也因戴在頭上而使頭皮蒸熱。這樣就妨礙了頭髮的發育，血液循環不好，頭髮的養分不能得到充分補給就停止生長了。

這種狀態持續下去不去整理的話，頭髮就越來越細小，最後就脫落了。

爲了更漂亮、年輕，假髮這種道具並不是不可使用，而是要正確利用，請遵守下列注意事項：

一、配合需要，儘量縮短使用時間。

二、取下後輕輕按摩、休息，洗髮時認眞地洗。

三、時髦的假髮可洗濯，最好使用細菌難寄生的人造絲合成纖維。

9. 過度的運動反而對頭髮不好

早晨在淸冷的空氣中做運動或晨跑，看到那情景，馬上使人聯想到健康。但配合年齡和體力的情況下做運動才有好處，假如忽視年齡和體力是否相稱，勉强的做過度的運動，對內臟，還有頭髮都會出現紅色信號。

上官先生退休，爲維持身體的健康，每天早上做運動，在附近的公園繞圈子跑二公里，以前在公司他也沒做過成人病檢查，對自己的身體有很大的自信，當然他對自己的心臟也很有把握。

想做的話什麼都能做！有這種毅力的他，雖然覺得有點辛苦，但就是不認輸，旣使覺得心臟有點負荷不了，仍咬牙做下去。

這樣過了三個月之後，頭頂部發癢，接著就發覺到四邊的頭髮很容易掉落。感覺奇怪的時侯已經來不及了。自認還年輕又健康的上官先生的頭髮是不輸年輕人的，現在反而變得非常「老氣」了，到了這種很在意頭髮的年齡，雖然想運動也不能超過自己的負擔，否則是反收惡果。

上官先生是在體力上太過勉强了，沒有配合自己的年齡和健康的關係，才會得到反效果。

首先警告您這個運動太過激烈的是頭頂部的細髮，掉髮。如果連這個程度也沒有，頭頂上原本白色的頭皮泛紅時請注意，因爲它是危險信號。

跑步時，各細胞比走路時消耗一倍的熱能，而將運動所需的熱能輸送到各部器官的卽是心臟。

心臟一定要把比走路時超過一倍以上的熱量(營養)輸送到各器官，快速跳動負擔加大的同時，隨身體各部需索養分末端的頭頂部無法獲得養分的供給，於是，細髮、掉髮等症狀也就無可避免了。

察覺到心臟因負擔過多而身體狀況亮起紅燈時，記得大量食用高蛋白質的食物以及維他命E。

—＜激烈運動前後請注意下列事項＞—

〔運動前〕

✤運動前30分鐘喝一瓶豆乳，香蕉一根，生蛋一個。

✤一小杯酢。

✤攝取含有豐富高蛋白質的新鮮果菜汁。

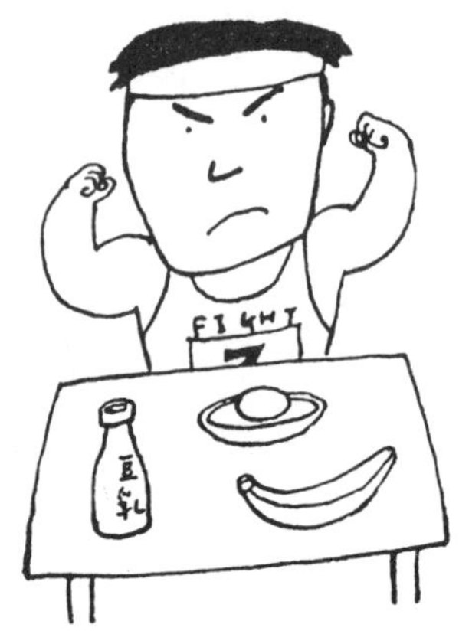

〔運動後〕

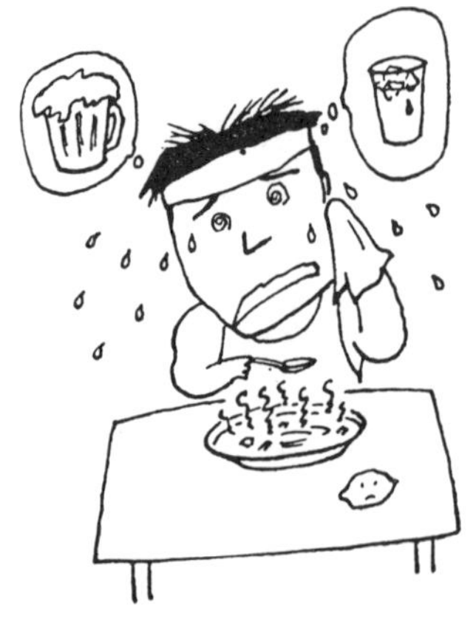

✤避免冰冷的飲料。

✤首先吃消火的柔輭食品（如湯類等）。

✤主食以含豐富植物性蛋白質的東西爲宜。

✤食後吃水果補充維他命C。

慢跑、馬拉松等運動要配合體力、年齡才行，記得運動前預先補給熱能，這一點是相當重要的。

10. 太冷也關係到頭皮屑、脫髮

引發現代人的頭皮屑、掉髮症等的原因之一是冷氣設備之普及。

春夏秋冬四季變化分明，是我們最好的生活氣候條件之一。這種四季的變化會給皮膚不同的刺激，身體也能得到良好的調適。但是，想要違背這樣好的季節條件而生活時，頭髮也會出軌而失去正常狀態。

炎熱的夏天最近到處都設有冷氣，電車、計程車、公車等交通工具，人們聚集的百貨公司、劇場、甚至工作場所、家庭……。

冷氣是爲了提高工作效率，過得舒適的設備，但事實上反而在不知不覺間違反了身體的要求，削弱了身體的適應力和抵抗力。這一點是不可忽略的。

長時間被「冰凍」在冷氣裡，身體就處在極不自然的狀態中，就好像肉類放在冰箱裡一樣。肌膚冰冷時，毛細孔等卽因收縮運動不良而引起血液循環障礙。血液循環不良時，就無法把養分

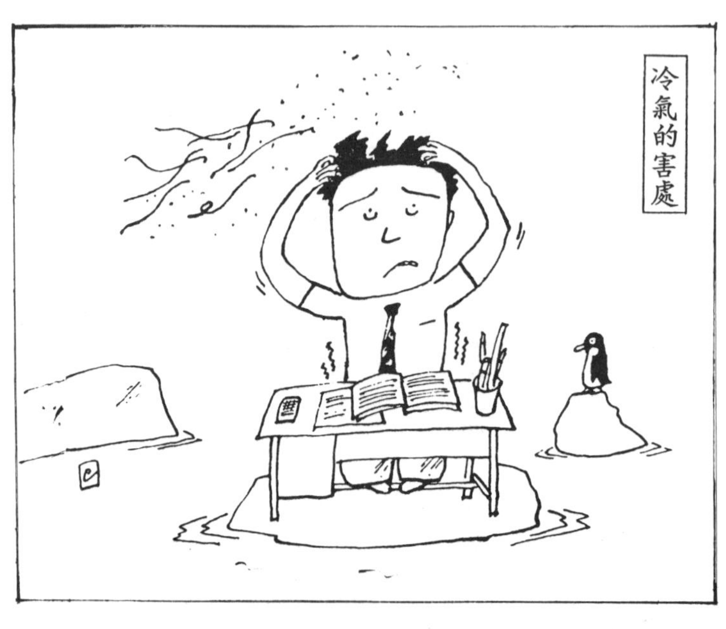

輸送到各個細胞。特別是身體末端頭部的微血管最容易受到影響，營養分輸送不到毛囊部。

這種狀態繼續下去時，頭髮的生長就不好，分叉多，最後導致頭髮脫落。

而且長時間在冷氣中，不但肌膚受影響，不知不覺間胃腸也冰冷下來，消化吸收的活動不良，體內的養分就不足了。同時，內臟各機能衰弱和新陳代謝的不均衡亦是造成頭皮屑和掉髮的原因。

若是健康的人，除了工作上必要之外，最好要避免使用冷氣，不得不長時間置身在冷氣中時，下列各點值得注意。

一、膝蓋、腰、背部、肩部等不要暴露受涼。

二、在冷氣房中儘量喝溫熱的東西。

㈢ 回家後洗溫水澡，或用鍼刺激末梢神經。

㈣ 回家後，空腹時避免一口喝下冰冷的東西。

㈤ 就寢時，避免內臟諸器官受涼，最好胸、腹部蓋上毛氈之類的東西。

總之，冰冷的東西最好溫一下，注意保持一些溫度，使內臟諸器官的活動恢復正常。假如血液能循環到身體的每一寸肌膚，就能預防掉髮和保護頭髮的健康。

11. 暖氣是斷髮的原因

冷氣對頭髮來說是夏天不可缺少的暴君的話，那麼冬天的暴君就是暖氣了。

冬天天氣乾燥，是個火災多的季節。這種時候也要小心您的頭髮。乾燥的空氣對頭髮是棘手的，因爲頭髮在這種氣候下會失去水份，變得乾硬。

一旦進入室內，頭髮不但不能得到休養，反而因爲室內的暖氣而變得乾燥，這樣只會增加頭髮和頭皮的乾燥程度而已！

過於乾燥的頭髮表皮很容易破壞，就像皮膚乾裂、凍裂一樣的狀態。這種狀態的頭髮當然失去光澤，容易產生斷髮、分叉。

型亂七八糟。還有，常處在乾燥空氣中的頭髮，梳理時當然不用說，就是不梳理時也常東翹西翹，整個髮

靜電爲妙。因此，室內暖氣的溫度要適當，以防止濕氣被蒸發後的乾燥，爲愼防起見，處理時還是少用

12. 剃髮導致頭髮分叉和斷裂

在美容院時常聽到顧客說：

「頭髮太粗、太硬又多，實在很難整理，能不能用剃刀替我削薄？」等……。

這好像是說：「我的孩子不可愛，請用刀刄把他弄傷吧！」剃髮，就是用剃刀把多餘的頭髮喳喳地削掉，就像這樣，所以不管頭髮或體內都無法忍受這種粗暴。和用剪刀垂直剪斷的方式相比，剃刀所削出來的頭髮，其毛皮質的受傷程度要大得多了。

看過壽司店的師傅在切海苔卷嗎？他用平直的大菜刀在海苔上乾脆利落的劃下去，切口漂亮又整齊，穩固地捲著壽司。但是如果不一次割斷，同樣的地方經過好幾次的切割，切口會怎麼樣呢？海苔的切口會亂七八糟，裡面的米和乾菜也會鬆掉出來。

頭髮就和海苔卷一樣，毛皮質包著毛髓質，而毛表皮又包著毛皮質，用剪刀一下子剪斷時切口的損傷很少，但是用剃刀削的頭髮，不只是裡面的毛髓質受傷，連保護它的毛皮質和外側的毛表皮也因而受傷。

這種狀態的頭髮，營養份不容易輸送到受傷的髮端，脂肪份也會消失。脂肪和營養份消失的頭髮當然就容易造成分叉和斷裂的頭髮了。

剃髮把頭髮傷得這麼厲害還不曉得，又加上燙髮。這樣一來就像「被刀刃割傷的皮膚上再熨上烙鐵」，光想想就夠令人毛骨悚然！

雖然是爲了漂亮，但不知不覺之間就殘酷地傷害了頭髮。而且有家庭用的「梳子型」的剃刀，小孩子的頭髮還很健康，假如希望孩子的頭髮永遠健康美麗，千萬不要用梳子型的剃刀來削頭髮。何況是門外漢在使用，有如瘋子拿刀劍一樣，非常危險。

髮端不受傷的方法是用剪刀來剪的，這樣的頭髮我相信也一樣可以做出健康、美麗的髮型。爲了頭髮的健康，用剃刀削的方法一定要避免。

13. 差勁的燙髮和染髮充滿危險

家庭電化製品的廠商和化粧品公司爲了迎合大家購買物美價廉的消費心理，競相販賣家庭用美容器材和染髮用的藥品，而且大力宣傳。

因此家庭燙髮和染髮已成爲大衆化的東西，連外行人也能輕易地做出非常時髦的髮型來。

但外行人動手，實在是不可思議的，美容師做的事竟任由外行人輕輕鬆鬆的來做，不僅是技術上的不可靠，對染髮液也幾乎沒有正確的知識，這實在是非常危險的，染髮液的濃度如果弄錯了，會破壞由蛋白質所組成的頭髮，或者引起皮膚炎，變成掉髮的原因。且誤入眼睛即有失明的危險。

而毛表皮成鱗狀，頭髮直直垂下來是非常正常的狀態。但是，燙髮把這種垂下的頭髮反逆向上捲起來，且拉緊向上捲縮；或是藥品量使用過多時，會溶解毛皮質中的養份和脂肪份，給毛髓質帶來不好的影響。毛髓質關連到體內的神經系，因此需要特別的注意才行。

燙髮時使用的中和劑也很危險，過量時酸化力太強會破壞黑色素，頭髮會變成深褐色，假如誤入眼睛亦有失明之虞。

現在染髮也很盛行，隨著各人的心情和喜好不同，任意改變頭髮的顏色，有的是部份染色，也有的染上引人注目的白髮。這些都可以很簡單的利用市場上賣的洗髮精式的毛染劑。但事實上，這種染髮劑是含有強酸性的藥劑，使用的人又有幾個人知道呢？

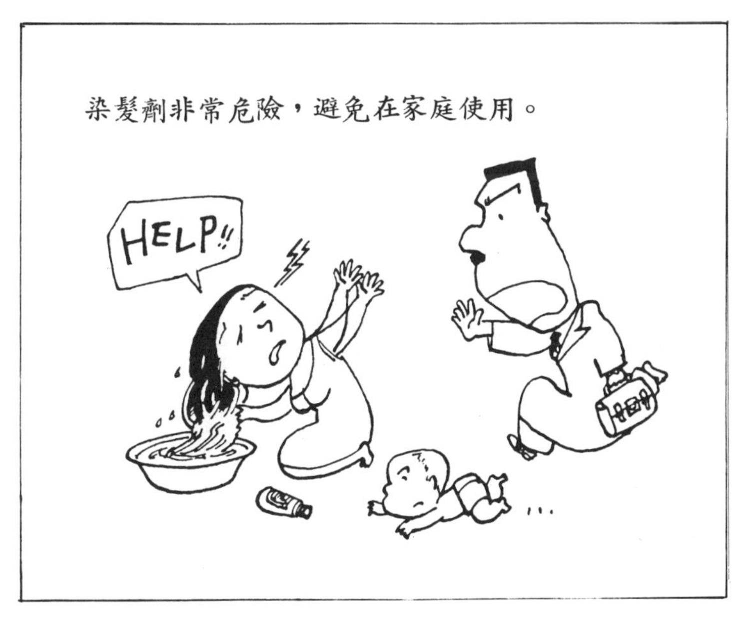

染髮時，第一種液體的作用是把皮質中的硬蛋白質（角質）分解，使其脫脂和脫色，第二種液體才用來染色。但是這種硬蛋白質的損傷度卽等於頭髮的損傷度。

在此，我們把指甲放入這種强酸液中實驗看看，可知，放入一整天，堅硬的指甲就變軟，好像要被溶化似的，可見其對蛋白質的破壞力如何地强烈了。所以希望在美容院，對染髮液的處理非常愼重，事前定要做反應試驗（Patch Test）。

在美容院染髮或燙髮的費用，不是在藥品的費用而是技術的費用。給值得信賴的專業美容師是最安全的，乍見之下，外行人的費用好像經濟實惠，但從長遠的眼光來看，保護頭髮的健康而言它決不是經濟實惠的。而且美容院也有好壞之別，眞正顧慮客人頭髮健康的美容院，可由下列幾點加以斷定：

一、燙髮所用的髮捲不束太緊的店。
二、燙髮時做仔細的頭髮診斷的店。
三、不是用液體的染毛劑，而是使用乳液狀的店。
四、染髮時一定做反應試驗的店。
五、不以藥品的高低價格而做差別處理的店。
六、進入店裡不會聞到阿摩尼亞或香料的味道。
七、頭髮整理完後不隨便噴膠水的店。
八、店裡的美容師的頭髮不泛紅和乾燥。
九、美容師穿的白衣或其他制服，不會邋遢的店。

以上幾點如果能注意，選擇好的藥品和正確的技術，相信在燙髮和染髮時多少能減輕頭髮的傷害程度。

14. 洗髮精的選擇錯誤時也不妙

從古至今，大家追求「美」的心是不變的，而留意頭髮也是追求美的一種現象。最近男性留長髮、燙髮做各式各樣髮型的人漸多，然而，若原本的髮質不好，任憑怎麼變髮型也是一樣不好看。

所以為了保有健康漂亮的頭髮，第一件最重要的事就是洗髮，所以必須好好地選擇洗髮精，選擇對頭髮最有益的東西。

以前的洗髮劑是黏土與椿油混合的捧狀洗髮粉，然後到一九五〇年代是高級酒精系合成粉末的洗髮劑，又過十年是果醬狀的洗髮劑，再來才是液體洗髮精。

高級酒精系列的洗髮劑比較昂貴，針對這一點，價格便宜且易起泡，洗淨力强的石油系列洗髮精於是誕生了。

目前市面上所販賣的洗髮精是取代酒精系列，價格較為便宜的石油系列，鹼性泡式合成的洗髮精。

這種石油系列鹼性的洗髮精，與廚房洗潔劑同樣是使用界面活性劑，皮脂分去除過多，而造成頭皮乾燥，頭皮屑過多。

而且我們易有錯覺，容易被泡沫式洗髮精所吸引，以為這是極佳的洗髮劑，但實際上泡沫是有不良影響。

—＜植物性與合成性洗髮精有所不同＞—

種類	優　點	缺　點
植物性	✤泡沫細，洗淨力極佳。 ✤不會破壞表皮，不傷頭皮與頭髮。 ✤不須要用護髮劑。 ✤無害，亦可作爲沐浴劑。	✤價錢高。 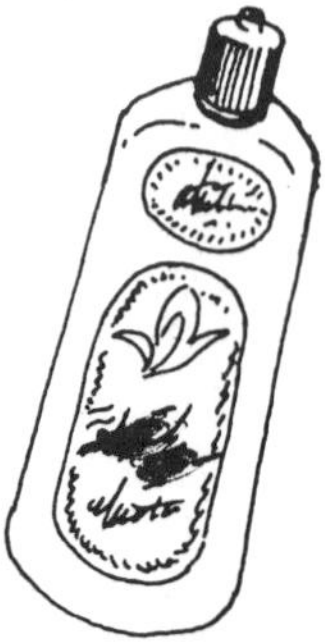
合成性（ABS素）	✤起泡，洗淨力極佳。 ✤價錢非常便宜。 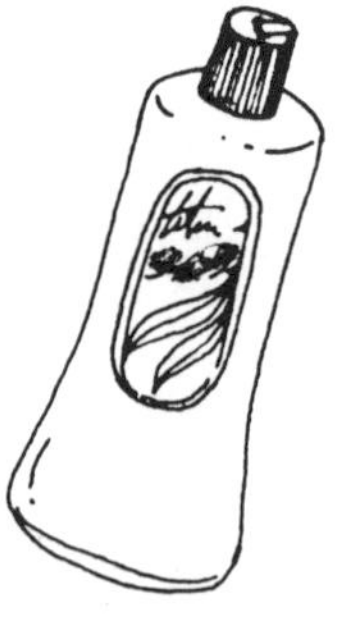	✤破壞表皮，所以會損傷頭髮，破壞色素，使頭髮成深褐色。 ✤必須加用護髮劑。 ✤泡沫不洗淨時會傷害頭髮造成分叉。 ✤刺激性强，進入眼會傷害眼睛。

泡沫表面張力强，能去除污垢，但也能溶解頭髮皮質中的黑色素、角質及營養素，造成掉髮、黃毛。

而更差的是化學合成洗髮劑會像化學纖維製的內衣褲一樣易起靜電作用，本來是要洗淨頭髮，但頭髮卻變成聚積污垢、灰塵的地方了。

因此洗髮時若使用鹼性、泡沫多，且價格便宜，三大傷髮條件具齊的石油系列的話，那麼頭髮脫落等的異常也就無可避免了。

那麼，怎麼樣才能說是好的洗髮精呢？

不用說，頭髮也是身體的一部分，所以以植物油爲主的弱酸性洗髮精對身體最適合。所謂的「最適合」，不僅對身體是絕對的安全且洗髮後精神舒爽。

就像吸入新鮮空氣，心情變得舒暢一樣，頭髮也是要呼吸的。

若是一時沒辦法選購到這種洗髮精，則請選購，洗髮後能增加光澤，感覺舒服，泡沫細小的洗髮精。如果是泡沫粗大那是品質較差的洗髮精，還有選擇能看出鹼性度若干，且軟水、硬水，在任何水質裡的洗淨力均佳的東西。

洗髮後一定要潤絲。潤絲精仍以粒子微細，屬植物性的比較好，通常販賣的石油系列潤絲精，使用後就好像包裝起來一樣，堵塞頭皮，抑止頭髮的呼吸。

15. 尼龍製髮刷最差

「睡覺前梳髮五～六分鐘，可以去除汚垢增加頭髮的光澤。」

淑慧小姐說：大家都說這是眞的，且可以刺激頭皮促進血液循環，所以我每晚睡覺前鼓勵自己照做，但不知道爲什麼最近我斷髮，頭髮脫落得厲害，什麼有光澤的頭髮，簡直亂七八糟。

爲什麼會這樣呢？這是因爲髮刷的選擇以及梳的方法不當所致。

首先要正確的選擇髮刷，在禮品店看到一些可愛別緻的髮刷陳列在櫥窗，價錢不貴，想送朋友的人們請稍等一下，爲了妳朋友頭髮的健康，不要被設計所迷惑，要選擇適合頭髮的東西。

最差的是尼龍製髮刷。尼龍製的髮刷就如尼龍製的內衣一樣，會引起靜電作用。感覺就好像拿針在皮膚上刺似的疼痛刺激，來刺激頭髮。用尼龍刷梳頭髮時靜電量及數百伏特，在梳髮時妳曾否聽過「叭！叭！」的聲音，若有這種聲音就是告訴您；小心那梳子。

靜電由毛幹傳至毛根下部毛孔放電，會在毛孔與毛根組織之間造成氣泡，若每天反覆如此，最後毛孔與毛根組織完全鬆離，此部分的細胞角質化而至引起掉髮。

豬毛或野豬毛製的髮梳，優點是不會引起靜電作用，給予頭髮光澤，但缺點爲剃除頭髮的毛

<選擇髮刷的注意要點>

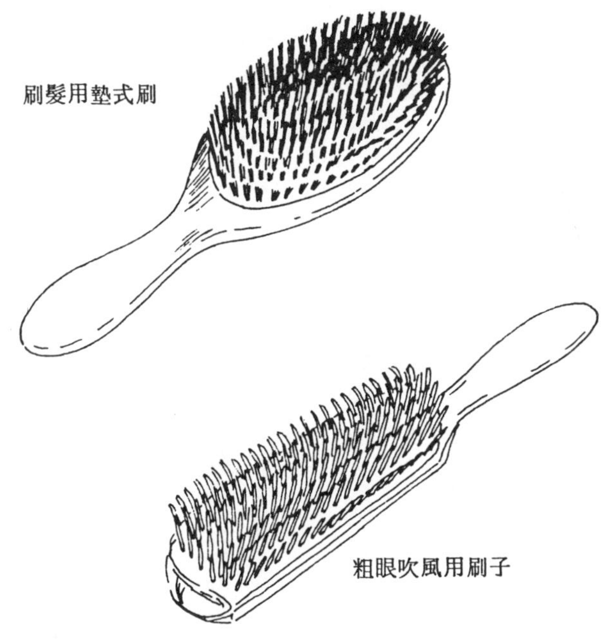

✤刷毛綿密一點一點分離時，看是否順序排列良好分離。
✤刷毛不要密集。
✤毛尖稍帶圓狀。
✤刷在手掌上，刷毛的毛尖柔軟。

—<髮刷的用法>—

合成樹脂製（尼龍、塑膠）	洗髮後整飾濕髮
獸毛製	吹髮型作為潤飾增加光澤
混毛刷	作髮型用

表皮，毛尖漸漸變細。

除却以上缺點，從毛根到毛端維持粗細以及光澤的髮梳，以美容院使用的粗眼吹風用髮刷或墊式刷最佳。

但若刷毛是鋼絲做的，會傷害頭皮，所以要選用橡膠或塑膠製較好。

最好每天晚上做十分鐘正確的梳髮（參照第六章）以及手指按摩，以促進頭髮、頭皮再生能力。

16. 利用熱氣的美容用具易導致頭髮脫落

電器製造商在商業上打出的12號小型吹風機是攜帶方便，適合旅行、游泳等用，所以使用的年輕人增多了不少。但一直將小型吹風機做隨身良伴攜帶的人，十年後，一定不必再用吹風機了。

吹風機散出熱風，在短時間內就能吹乾頭髮，造出髮型，對於忙碌現代人來說的確是非常便利的美容用具。

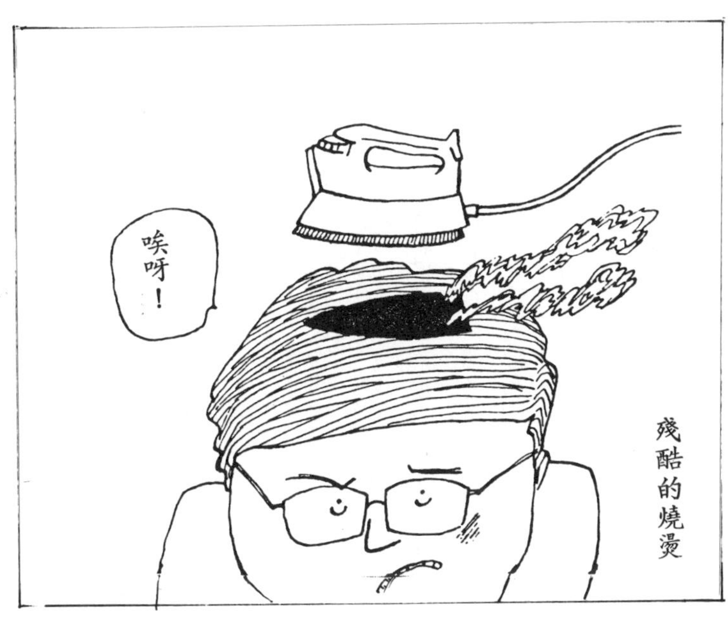

但您是否知道這容易使用的吹風機，所吹出的熱風溫度近一百度，但並非熱的溫度直接傷到頭髮。

「你的頭髮水分有多少」在洗髮精廣告上常出現這種問話，健康的頭髮含有水分11～13%。

但一直使用吹風機後，頭髮將變成如何呢？

熱氣奪去水分，頭髮就好像枯枝一樣，輕輕一拉就斷了。失去水分容易斷掉的頭髮，還繼續使用吹風機時，那麼斷髮、分叉、細髮以至頭髮脫落也就無可避免了。十年後，吹風機就根本派不上用場了（因爲全掉光了）。

最不該的就是熱燙，許多人對髮型那麼關心，卻對自己的髮質一點都不放在心上。

好的款式需要有好的質料來襯托，質料和款式互相配合，才能予人「絕好」的印象。頭髮也是如此。

熱燙是熱氣直接與頭髮接觸以定型，所以頭髮中所含的水分幾乎都消失了。

我想沒有人能將手放在熨斗上而能處之泰然的，同樣的，體內的毛髮也會燒傷，如果這樣殘酷的事繼續持續下去的話，頭髮會變得無光澤，失去彈性，最後容易造成斷髮而導至頭髮脫落。

頭髮會異常，由熱氣的美容用具所成的外傷也很多，所以要好好注意。

若非得要使用時，一定要注意下列事項。

＊使用吹風機時噴口熱度高的部分要離開些，不可觸及頭髮。

＊使用熱的器具時，在毛端要先塗抹水溶性化粧水或橄欖油。

＊用捲髮鉗時，可將棉布切成小正方形，用布包於毛端，再用捲髮鉗捲上。

若是能注意以上事項，則能保有你毛髮的壽命。

17. 養毛劑、髮油僅是一時功用而已

在此我們談談養毛劑、育毛劑、髮油、髮膏、噴髮水等對於頭髮之影響，這些細微小事對你的頭髮有極大影響。

首先談到養毛劑、育毛劑——

〈養毛劑、育毛劑〉

有許多人過於相信養毛劑、育毛劑能使頭髮復活，這使我有點吃驚。沒有的頭髮讓它再生，快消失的頭髮，令它再回來，世上那有這麼容易的事。

難道當眞有人以爲在沒犂過的田地上，也沒播種種子，只要給予水、肥料以及噴下殺蟲劑就會發芽，就會有植物長出來嗎？土地中有了種子，始能發芽成長的事，這是每個人都知道的常識。頭髮也是一樣，頭皮下自有其所需要的東西，而後養分、殺菌劑、刺激劑才會有效。

所以僅用養毛劑和育毛劑是沒有效果的。因爲養毛劑的成分是水、酒精、殺菌劑、消炎劑、營養劑、及清涼劑、色料、香料等。

這些成分僅能洗淨頭髮的頭皮、汚垢、及殺菌作用，而同時進行的按摩作用能給予頭皮刺激，促進血液循環，增加頭髮活力，所以藉著按摩才有促進育毛作用。

頭髮的主要成分爲氨基酸系高蛋白質，若無此成分，不管如何洗淨殺菌，促進血液循環，促進育毛，就像沒有播入種子而想要植物長出來一樣。

而且育毛劑主要成分的酒精，揮發性高，效力僅及五～六分鐘。所以每過數小時必須常按摩刺激頭皮，頭皮之吸收僅有〇・〇三%，更不用談毛囊之吸收了。

所以養毛劑效果不彰，育毛必須努力不斷的按摩，所以不用養毛劑，能注意清潔，留心食物，不斷的按摩，或許育毛效果會好些。

〈髮油〉

髮油能保護頭髮給予光澤，也使梳子更容易梳髮，以前人是用茶油、麻油等作爲整髮油。在歐美則使用橄欖油、杏油等，其後則漸漸改用礦物性油脂。

配合用途種類而有髮油、髮霜之稱。有的添入柑橘系列的清涼香味而予人以植物性的印象。但實在是礦物性，由石油中所取的東西再加上少量羊毛脂酸或脂肪酸。

礦物性的東西密着性强，容易藏汚垢，緊緊貼住頭皮，廢物不易排出，妨礙代謝作用。

妨礙廢物排泄時頭皮無法呼吸，於是，斷髮、頭髮脫落也就無可避免了。

與洗髮精一樣，因爲便宜的髮油普及，以至植物性的東西漸漸減少。在抹油時，髮油不要直接滲入頭皮，黏於髮內，而在毛端輕輕塗抹，這樣就易梳髮。

其次談到髮膏。

〈髮膏（蠟）〉

以前中年男性愛用的髮蠟現在也常見大學生塗抹。

髮蠟能給予頭髮光澤，使髮形固定，對於整理短髮的髮形是極方便的。

以前所使用的髮蠟油分強，即使洗髮，油分也不易脫落，其後有透明液體的髮膏，不油膩、洗後容易脫落，但爲了容易脫落放入了界面活性劑。

活性劑浸入毛的內部，破壞黑色素，常常使用會使頭髮脫色，這是缺點。而且會破壞構成頭髮的蛋白質，因爲頭髮呈黏糊狀態會妨礙頭髮呼吸，對於頭髮有種種不良影響。

選擇不須要用髮蠟的髮形是最佳的，若是非用不可，則需選擇軟性，粒子微細無界面活性劑的植物性製品，或是舊製品。

〈噴髮劑〉

在電視上常看見那些影星、歌星或模特兒努力於變化髮型。

作波浪型也好或捲髮也好，都是自我表現美，但因溶劑中含有黏液質、樹脂質的成分，亂用

＜游泳前後頭髮的保養＞

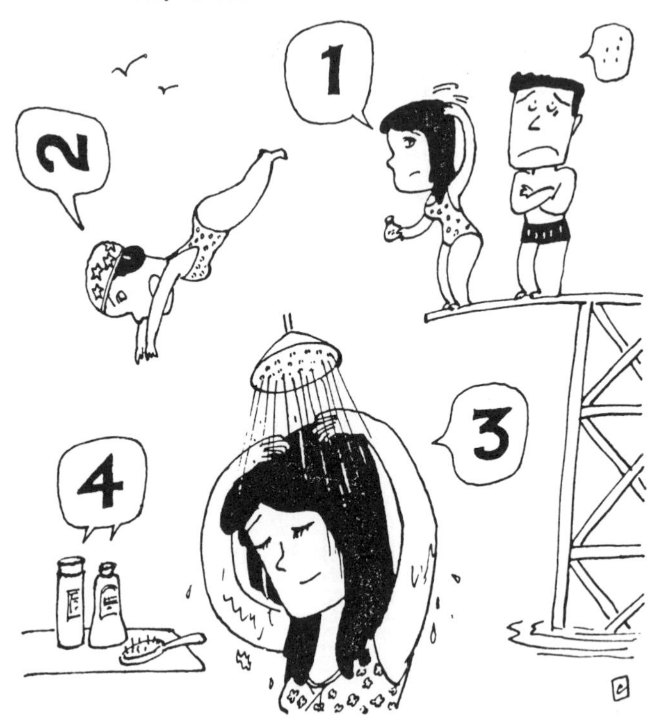

✤游泳前用髮油，或護髮劑塗抹髮毛。

✤一定要戴游泳帽。

✤游泳後立刻用洗髮精洗髮再用潤斯洗滌，塗護髮劑，使之自然乾燥。

時會黏住頭髮不易洗掉。

溶液不易脫掉，再加上日光照射乾燥，因紫外線的作用像鈣分肥皀成不溶性時，頭髮就會容易斷裂。

在畫面上或舞台上演員們的漂亮髮型，不管如何用噴髮劑，還是無法維持長時間的。我希望大家能儘量避免每天用捲髮液、膠水來做髮型。只要是易梳理的髮型，卽可保有健康美麗的髮形。

而且噴髮劑的膠水會污染空氣，最近在各國均造成問題。噴髮劑內的二氯二氟甲烷氣體，會污染空氣，再經過日光的照射，容易導致皮膚癌，所以使用時要多加小心。

以上是頭髮化粧品的個別說明，這些用品對於頭髮來說大多不必要，害多於利。我希望大家追求健康光亮的頭髮，而非化粧人工美的頭髮。

18. 偏食易導致細短頭髮

頭髮細短，緊貼頭部，不容易梳髮型，天生此種髮質的人不少，最近男性突然頭髮變細短的

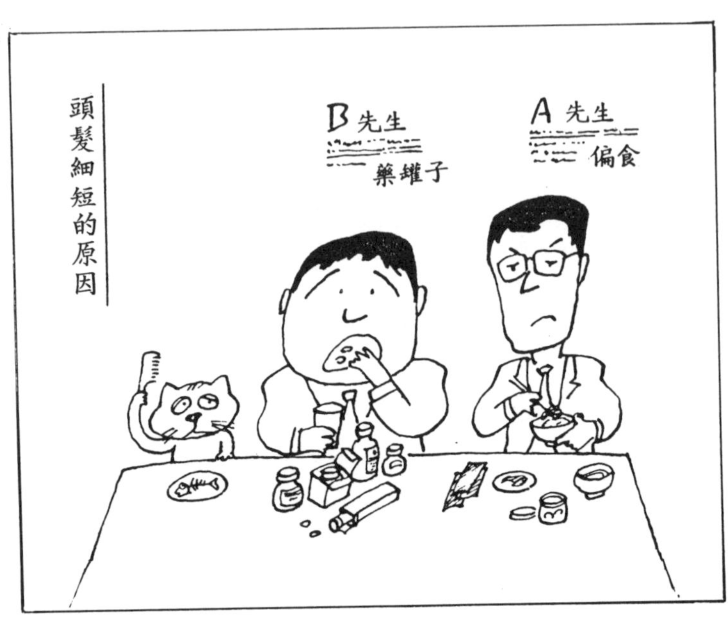

人頗多。大概可分兩種類，舉例來說吧！

如A先生不知是否天生的緣故，頭髮生來就細短，我想這是在母體內時受母親偏食的影響。再加上成長期也是在母親的呵護下長大，於是更加極端偏食，導致營養不平衡，並且食量又少，細胞細小，頭髮亦變細短。

另外再舉一個例子，B先生喜歡吃藥。稍微感冒就服用抗生物質，一疲勞就服用強精飲料，好像吃藥變成了一大樂趣。

前面曾談過藥有副作用，抗生物質中因含有使神經麻痺的物質，所以會使神經纖維細胞的機能變弱，營養無法送達髮部，而導致頭髮脫落、細短等毛病。

而強精劑內含有興奮劑，雖然一時精力旺盛，但過後消耗精力更劇，漸漸變得不正常。

由此可知偏食與喜歡吃藥是造成頭髮細短的兩大因素，所以，不依賴藥品，對於營養價值高的日常飲食，不會挑嘴，多攝取養分，就能使細短頭髮恢復正常。

但因頭髮細短的人血管較細，細胞機能也較不旺盛，營養吸收力弱，所以攝取蛋白質要多加費心，儘可能改掉偏食的壞習慣。

19. 偏好肉食易導致頭皮症

隨著日常飲食的豐裕，大家都有偏於食肉的傾向了，今天吃肉排，明天吃牛排，後天吃漢堡，大後天吃烤肉，由於以肉食爲中心，所以吾人的頭皮，成爲油性肌膚，予人不潔感。

動物性脂肪攝取過多時，體內積蓄過多的油分大量送至皮膚組織，而分泌皮脂，造成油垢之因。因皮脂分泌腺的機能異常旺盛，所以脂肪分泌物就大量出現於頭皮，而後散落於肩上，這就是頭皮。即是油膩的頭皮。

不僅是肉，米飯、麵包等碳水化合物攝取過多時會促進皮脂腺的分泌。但蔬菜攝取過多則不會有壞的影響。

所以日常飲食要平衡，對於身體必要的六大營養素、碳水化合物、脂肪、蛋白質、維他命、無機質、水分等均不能偏於任何一方，這樣才能防止頭皮，維護健康的頭髮。

＜以下的食物對頭髮有害＞

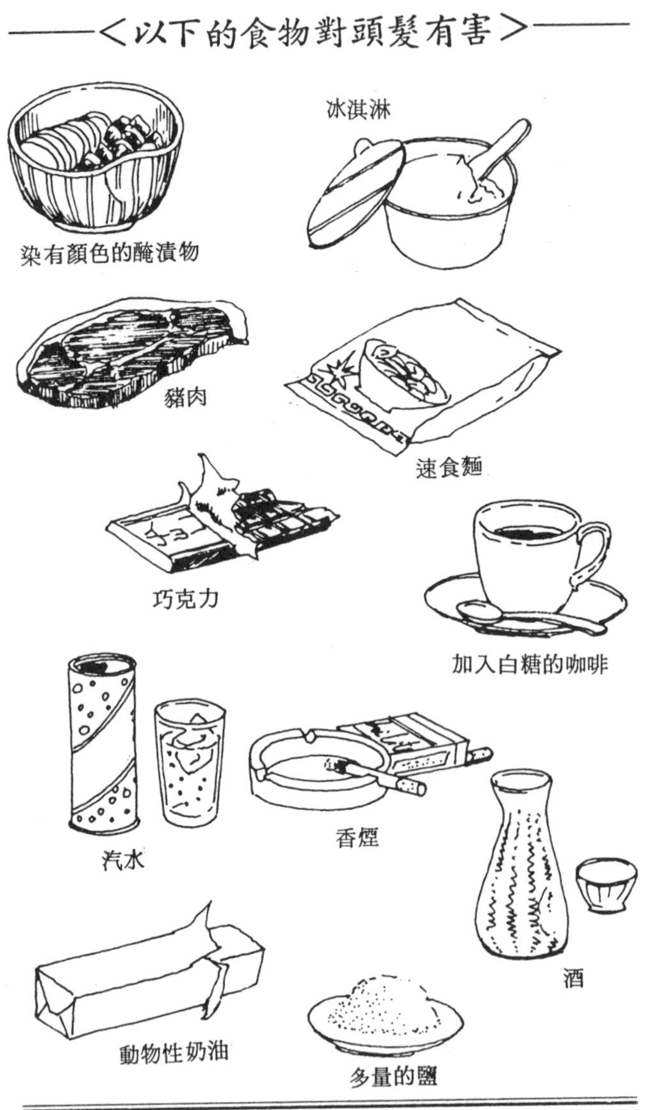
染有顏色的醃漬物
冰淇淋
豬肉
速食麵
巧克力
加入白糖的咖啡
汽水
香煙
酒
動物性奶油
多量的鹽

第二章 認清自己的髮質

＜頭髮的真相＞

〔髮的形態〕

✤硬毛………具有棕刷子樣的感觸。
✤普通毛……柔軟、具有彈性、光澤。
✤軟毛………稍帶赤茶色、無彈力、無光澤。

〔髮的形狀〕

✤直狀髮……直直的，很少有捲曲，以中國人、日本人爲多。
✤波狀髮……波浪型，歐美人爲多。
✤捲曲髮……直徑數毫米在１～２公分捲曲的髮毛。南方系的人較多。

〔頭髮的性別與年齡〕

✤男…………３～５年
✤女…………４～６年

黃色人種較多＜直狀髮＞

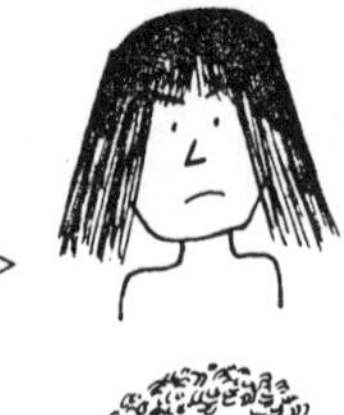

歐美人較多＜波狀髮＞

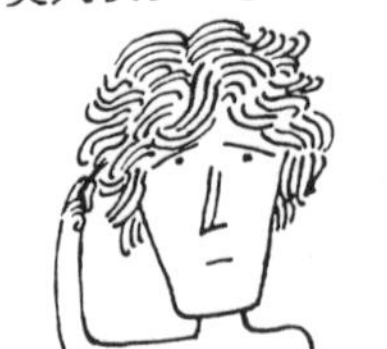

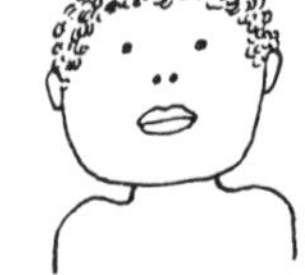

南方系較多＜捲曲髮＞

✤頭髮的主要成分——蛋白質

組成我們身體細胞的成分是蛋白質，同樣的毛髮也是由蛋白質組成的。但蛋白質也有許多種類，頭髮是含有黑色色素的氨基酸系角質蛋白質結合而成的。

頭髮或指甲燃燒時會有異臭，此因蛋白質內含有硫黃所以燃燒會臭。

毛皮質中的蛋白質含有幾種類的氨基酸呢？主要成分的角質氨基酸大概有十八種之多。其中硫黃氨基酸（Cystin） Glutamate 酸含量很多。所以角質是硫黃氨基酸與Glutamate酸等氨基酸成爲頭髮的主要原料。

含有氨基酸的蛋白質由血液運到毛囊部，肉、魚、豆類等蛋白質食品在胃腸經過初步分解，而後化成氨基酸，運到身體各組織，再轉變各組織所需要的蛋白質。所以我們所吃的食物是製造頭髮的重要因素，頭髮與內臟諸器官有不可分離的關係。

✤頭髮與胃腸有何關係？

—頭髮的成分含有這些食品—

食品店	含蛋白質量（%）	metniovine 氨基酸（%）	角質氨基酸（%）
大　豆	34.3	0.43	0.48
冷凍豆腐	53.4	0.65	0.66
海　苔	34.2	1.15	0.48
鯉　魚	22.4	0.72	0.22
鰍刀魚	20.0	0.58	0.38
鮪　魚	24.3	0.62	0.31
雞　肉	21.0	0.64	0.27
雞　肝	24.5	0.72	0.31
蛋	12.7	0.43	0.35
脫脂奶粉	34.8	0.82	0.27
乳　酪	25.2	0.75	0.13
牛　肉	29.3	0.43	0.23

頭髮也是以蛋白質爲主所孕育出的，所以平衡的從食物中攝取營養是非常重要的。

吃同樣的食物，十歲的孩子吸收率大約90%，20歲的孩子爲75%，三十歲的人則是50%，四十歲的人僅30%。

因此爲了保護頭髮，隨著年齡必須注意胃、腸才行，使胃腸機能保持正常狀態，所吃的食物能消化吸收，而且要攝取容易消化的東西，不要讓腸胃過度疲倦。

✤容易受到損傷的毛表皮

前面已說過頭髮的主要成分是角質氨基酸，而一根頭髮的構造是如何形成的呢？

<頭髮的構造>

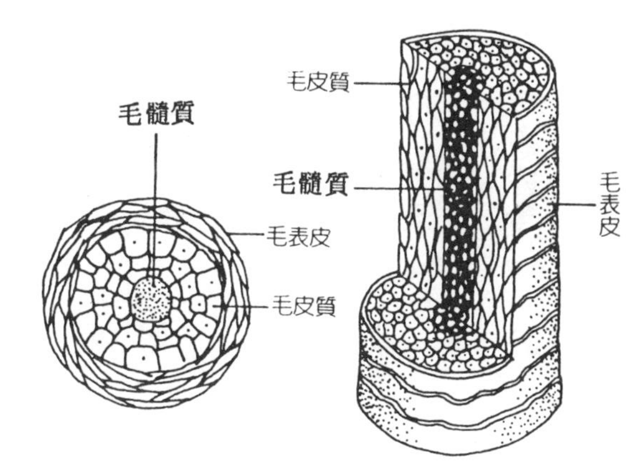

由切成圓片之斷面看來，是由毛表皮、毛皮質、毛髓質形成的。再談談它們的功用吧！

首先談到毛表皮，最外側的毛表皮約占頭髮的10~15%，保護毛皮質和毛髓質。毛表皮在顯微鏡下看來像是鱗狀，互相重疊在一起，又像剝了皮的筍節一樣。

買剝皮燙過的筍時，當然選擇形狀完整，柔軟、較好吃，同樣的毛表皮的鱗狀越整齊，頭髮越漂亮，若鱗狀受到損害就會成斷髮、分叉，當然內側的毛皮質也受到不良影響。

那麼什麼時候毛表皮會受到損傷呢？

在第一章時曾提過，熱燙或燙髮技術差勁時，以及染髮及使用熱氣美容用具疏於注意時都會受到損害。

保護毛表皮卽是保護毛皮質，毛髓質，也

<頭髮周圍的構造>

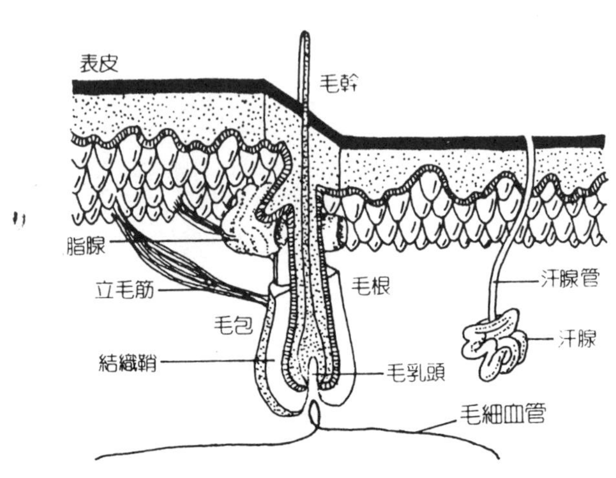

是保護頭髮的第一步。

✥毛皮質決定頭髮的顏色

占有頭髮85～90％的毛皮質是頭皮的毛囊部之球形細胞，在皮膚上則聚成紡錘狀的纖維素之細胞。此部分含有多量的黑色色素，由此來決定黑髮、白髮、金髮與髮毛的顏色。

燙髮或染髮的藥品會使毛皮質部分發生變化。燙髮時溶解毛皮質中的蛋白質或脂肪，化學軟化，以造成髮浪，染髮會除去毛皮質內的黑色素，滲入染髮劑。

所以燙髮及染髮對毛皮質有不良影響，實在是頭髮之大敵。

✤毛髓質是神經的排泄物

被毛表皮、毛皮質保護，在頭髮之中心，即是毛髓質。毛髓質爲灰白色，成纖維狀，有氧之空胞體。毛髓質究竟是什麼？有什麼作用？很遺憾的，至今仍未解明。

以美容師的立場來說我認爲毛髓質的構造與自律神經纖維的構造很相似。毛髓質爲單一神經纖維細胞作爲神經纖維束，而在頭皮進行排泄。

✤頭髮粗細在0·1毫米以下

一根細細的頭髮具有毛髓質、毛皮質、毛表皮等構造實在令人難以想像。

頭髮的粗細，最粗約〇·一毫米，普通約〇·〇七～〇·〇八毫米。由放大鏡看來健康人的頭髮約各三根集在一起。而三根又有大、中、小之分。再看看頭髮的狀態，由毛根至毛端若同樣粗，則是合格的頭髮。但實際上越往下伸展到毛端時因營養難到達，所以漸漸變細，或至毛端，表皮開濶，有粗大感，這種情況再惡化下去的話，就是所謂的斷髮、分叉，須要治療的不健康頭髮。

此時將不健康的部分剪掉，整理髮的橫斷面，使頭髮成長旺盛、恢復生機。

要多觀察自己頭髮的生長方式，以及粗細狀況，說不定由此可了解自己的健康情形，也可藉此早日發現身體狀況的異常。

✤頭髮約6萬根至10萬根

我們常說：「那個人的頭髮很多」或「最近頭髮減少了」，究竟我們的頭髮有幾根呢？通常少的人也有5萬根，多的人則有12萬根，平均大約在6萬到10萬根左右。

這數萬根的頭髮並非處於同樣狀態，我們頭上的頭髮有的是新生的髮毛，有的則過幾天就要掉落了。

而這數萬根頭髮，保護頭皮，且具有測知身體的健康狀態，精神生活安定度的作用。

✤頭髮一個月約生長2公分

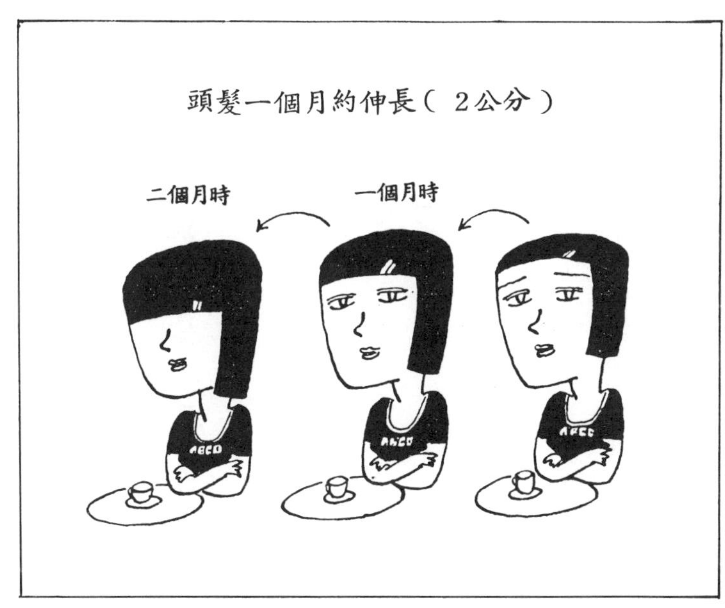

我們的頭髮每天一點一點的伸長，成人平均一日伸長〇・三五〜〇・四毫米，一個月約伸長二公分。

有人可能認爲頭髮和植物一樣養分運到毛根被吸收而伸長的，但事實上有點不同。

諸位可知油垢是怎樣來的，油垢是皮膚表面由表皮角層至角質化角片所剝落的東西，然後由下再生出新的表皮細胞。

表皮細胞由毛細管得到養分，日夜分裂，再產生新的表皮細胞，生出的細胞種類不一，改變機能、形態後，最後成角化細胞，成爲最上層的角層，再剝落。

頭髮也是以這種方式來生長的。在毛乳頭，毛母細胞分裂增加，產生新的分子細胞，然後由下往上擠押，到皮膚外面的就是毛皮質。

因此正確的說，頭髮不是生長，而且押出的東西，這就是我理論的基礎，即是「毛髮作爲單一自律神經纖維細胞束向體外排泄」之結論。

✤頭髮的壽命約三～五年

前面提過，頭髮一日伸長〇・三五毫米～〇・四毫米，一個月伸長二公分，若是不剪掉是否會一直長下去呢？

女性中有的人頭髮生得很長，大約有十二尺左右，以一個月二公分計算，大約得留四年兩個月，這與頭髮的壽命脗合。

頭髮爲健康的新陳代謝之結果，由成長期→停滯期→休止期→脫落期等循環程序而掉落。這種循環，男性約三～五年，女性爲四至六年，隨著老化頭髮的循環變短，自然掉髮數目增加，脫落的髮毛與新生的髮毛不平衡，頭髮變薄。正常自然掉髮時，六周後新髮就會長出。毛髮的交替，並非全部一次實行，各毛髮的循環不同，一方掉髮，一方長新髮，這樣全部頭髮一直保持相同的數目。

那麼一天頭髮到底脫落多少呢？大約六〇～一〇〇根，但因季節或個人身體狀態的不同，掉

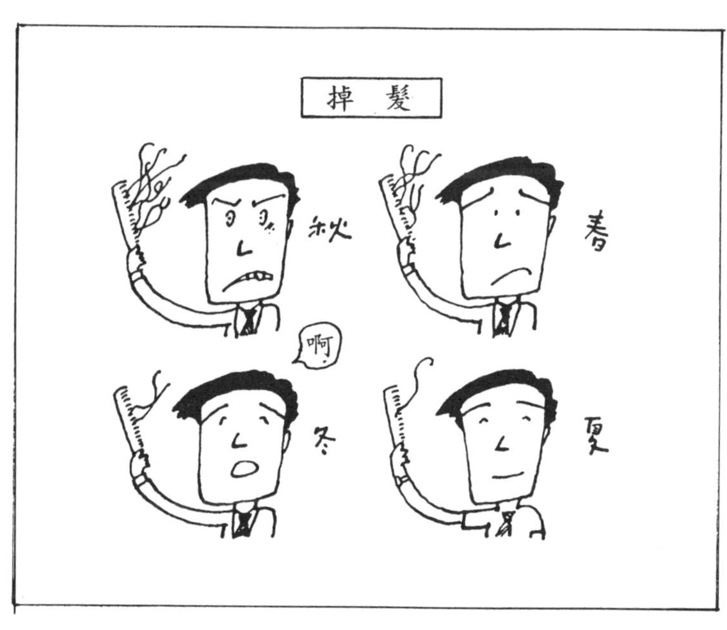

髮量卽使增加，也不必過於敏感。

❖為何自然掉髮以春、秋兩季最為顯著？

春、秋兩季之開端，掉髮會增加，不少人爲此擔心，其實用不著擔心的。

像狐狸等在冬天會長出多且溫暖的毛，但一到夏天時毛就脫光，涼爽地適應夏天。此種脫毛當然並非病態，也非老化現象。

我們的頭髮當然也會適應季節的變化，冬天結束，到了漸漸溫暖的三～四月，隨著自然條件，到夏季細胞機能活動旺盛，冬天細胞呈休止狀態，而九～十月中的細胞開始活動機能，夏天活動的細胞全休止狀態，這樣在體內自

<一看卽知的自然脫髮的數量與毛根>

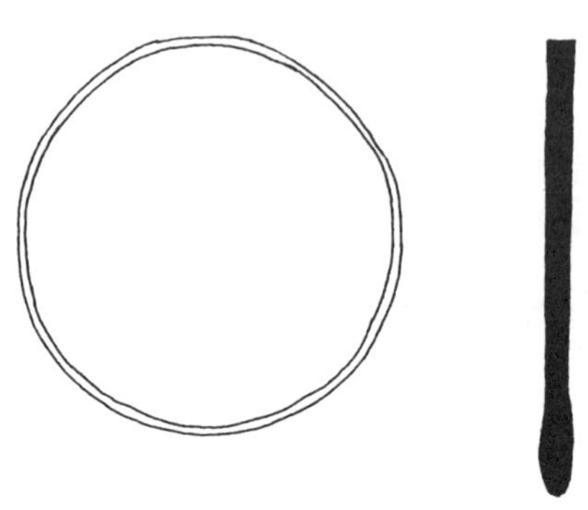

如一根橡皮筋大小的話是
自然掉髮。

—<異常掉髮的毛根是這種形狀>—

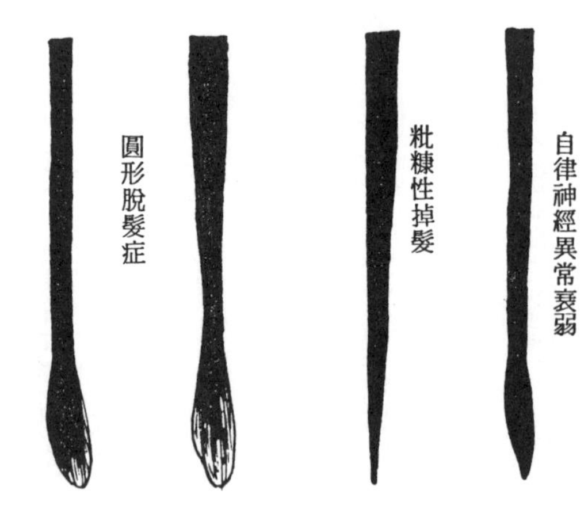

動調整。細胞交替的結果就引起頭髮脫落的現象。

✤自然掉髮與異常掉髮有何不同？

自然掉髮一日約60根，每隔3日洗髮時將脫落的毛髮整理一下約比橡皮筋大些，輕輕刷髮時若脫落10～20根則爲異常。

掉髮的數量及脫落的毛根要仔細看清楚，壽命終了的掉髮，毛根周圍成棍棒狀，而壽命尚未完了的掉髮毛根異常的細，柔軟的細胞還附黏著，毛根呈細狀。

詳細的調查毛根狀態，及查看脫落的頭皮部分，就可找出異常脫髮的原因。

第三章 注意自己頭髮的變化

(A) 此種徵兆是脫髮、白髮的第一步

每天梳理頭髮或洗頭，雖然用手觸摸或用眼觀察仍常疏於注意，等到有一天突然察覺到，頭髮變薄，白髮變多時而感到驚慌，手足無措起來。

但是在此之前一定有些小小變化，你是否看清楚或是看到，認爲那沒什麼就不在乎它，那麼以後頭髮的命運也就此被定型了。您是否也這麼認爲呢？下面列出八點症狀的變化情形，請您仔細記住查清楚。

縱使洗了髮，頭髮仍是油膩

A先生是位工作慾旺盛的中年男性。

因爲他洗了髮，頭髮仍是油膩，頭髮黏黏的，頭皮亦多，父親又是個禿髮，所以擔心是否爲

頭髮脫落之前兆而來請教我。

像A先生因頭皮多而掉髮，再由掉髮聯想到禿頭者頗多，在我的診所裡常會碰到這樣的問題。

頭皮多的確是掉髮的前兆，尤其是中年男性的皮脂腺機能特別旺盛，其分解物很多附着於頭上，此爲脂漏性，造成頭髮油膩的原因。

頭皮多時造成頭皮症，而與掉髮有關。所以在有頭皮過多時就要止住症狀，患脂漏性頭皮，有必要從身體內外想辦法着手治療。

患有此症狀的中年男性，此時期正是在社會中受到上面抑制，及受到下面壓力的時期，工作也很忙。

精神痛苦多，所以要避免焦躁、憂鬱才好。精神緊張會造成胃、腸機能不良。生活正常、平衡地攝取食物，才能由身體內側保持頭髮的健康狀態。

而從身體外側的保養則是常常清潔頭皮，所以要用好的洗髮劑。此時要注意不要用手指傷到頭皮，黏黏的頭皮容易繁殖細菌，有化膿之危險，會傷害毛根而無法再長出毛髮來。

▨頭癢，且常脫落乾燥頭皮▨

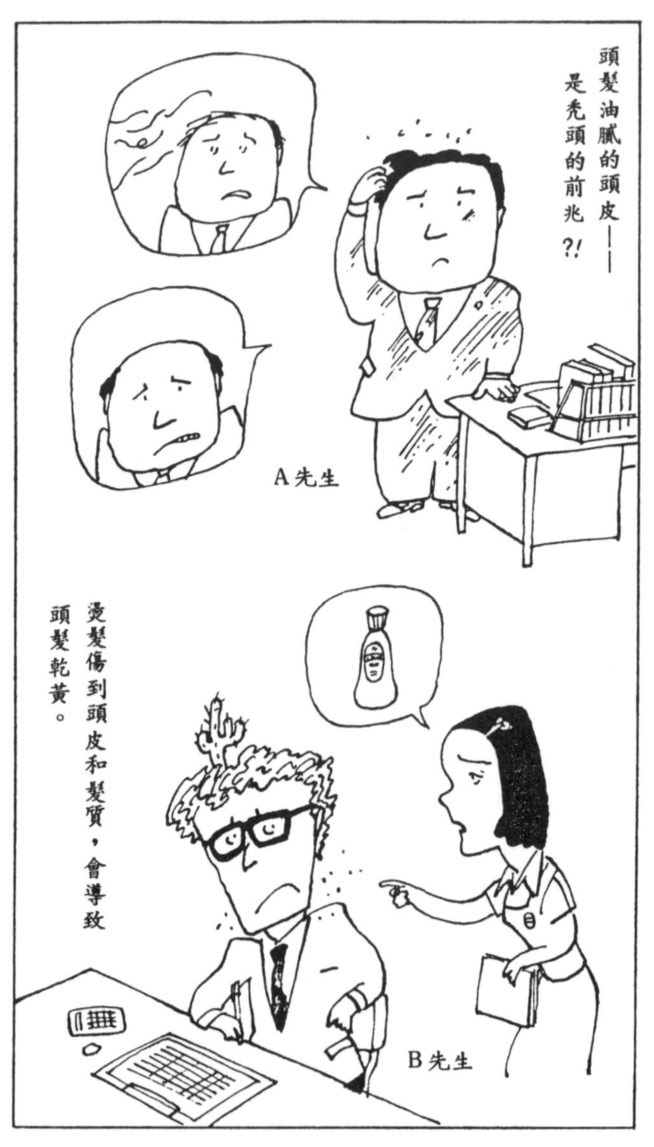
頭髮油膩的頭皮——
是禿頭的前兆?!
A先生
燙髮傷到頭皮和髮質，會導致
頭髮乾黃。
B先生

男性燙髮已成爲極普遍的事，不僅是年輕人，中年人燙髮者也不少。

B先生似乎二、三個月燙髮一次，有次他到我診所來抱怨說「也不曉得爲什麼最近頭常癢得受不了，每次用手去抓，頭皮就紛紛掉下來，看起來好像很髒……」

燙髮對於頭皮、頭髮會造成壓力，傷害到頭皮，剝奪油脂，而變乾燥。若是女性可能較早會注意到，但男性則不太注意到，等發現時毛端已蜷曲，叉毛增加不少，此時要注意選用洗髮精，以及使用的方法。不要讓頭皮再乾燥下去，要用頭髮保養劑，以保護頭皮。

額頭油亮光滑

有位C女士問我「我先生今年50歲，年輕時身體瘦削，但最近發胖，而且前額變得寬大、光亮，是否因年齡的緣故？」

她先生因內臟較弱，頭皮呈擴張狀態，此發脹狀態會造成禿頭。

因爲發脹的頭皮受到下面毛細血管的壓迫，妨礙到營養輸運到頭髮，以致頭髮營養不足。當然年齡也有關係，必須按摩頭皮促進血液循環，注意飲食，按摩和腹部指壓都必須耐心的去實行。

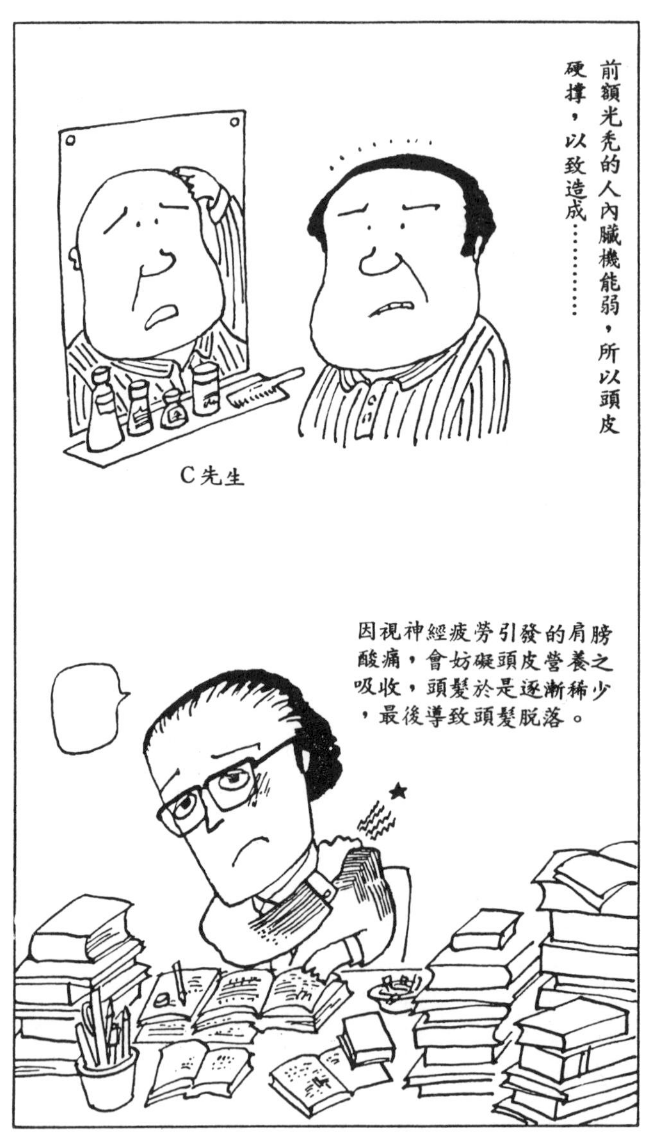
前額光禿的人內臟機能弱，所以頭皮硬撐，以致造成……………
C先生
因視神經疲勞引發的肩膀酸痛，會妨礙頭皮營養之吸收，頭髮於是逐漸稀少，最後導致頭髮脫落。

脫髮增加、毛根歪斜

常有人將頭髮附於信封寄給我診斷，D先生（31歲）就是其中一個。正常的掉髮，毛根為直立的棍棒狀，但D先生的毛髮則歪斜彎曲，這就是異常掉髮了。異常掉髮為荷爾蒙分泌不平衡，營養不足，心理毛病所引起的，與內臟疾病也有關連。若發現有異常掉髮現象，首先找出原因，然後趕快治療。

額頭兩側及前面部分毛髮逐漸稀少

此為視神經疲勞所致的，因為我們眼部的神經都集中在額頭兩側的緣故。在現今社會裏，看電視、新聞、雜誌等都是使用眼睛的事，特別是駕駛員、事務員、學生等視神經的疲勞更劇，而引起肩膀酸痛。

肩膀酸痛會使頸部的血液循環不良，妨礙到血液運送到頭皮的營養補給，而引起頭髮脫落異常的現象。

所以爲了防止掉髮，首先必須避免眼睛疲勞，卽使在工作或讀書時，也要閉目休息三分鐘，然後照第六章所介紹的要點去實行，這訣竅對於消除眼睛疲勞很有效。

此外多多攝取補充眼睛營養素的菠菜、青椒、胡蘿蔔等含有維他命A或葉綠素的蔬菜，也很有效果。

紅褐色的頭髮很醒目

東方人的特徵之一是有黑色頭髮，此爲黑色素之功能所致，但頭髮若呈紅褐色則是黑色色素機能不好，更差時則進而變成白髮。

黑色素藉碘來使機能旺盛，昔謂海藻對頭髮有益卽因海藻中含有碘。

若發現頭髮泛白且呈紅褐色，可多吃海藻類。

頭皮泛紅

有位E先生（50歲），早上對鏡自照整理頭髮時，感到頭皮有些疼痛，在撥分頭髮時才發現，原本白色的頭髮變成粉紅。起因不太去管它，結果漸漸疼痛增加，頭皮也漸潰爛。

這是甲狀腺荷爾蒙不平衡所致，甲狀腺荷爾蒙的分泌不佳時頭髮的活動遲鈍，頭髮柔軟如胎毛，於是頭髮自然脫落後便無法再長出新髮毛來。

頭皮潰爛時，不要用有刺激性的洗髮精，並且不要胡亂地梳頭髮，多攝取含有促進荷爾蒙分泌的納豆或香菇。

頭髮成節狀

本來一根頭髮由毛根至毛端是同樣粗細的，但有的人頭髮卻有粗也有細的地方，成爲節狀。

有位剛從大專畢業的Ｆ小姐（21歲），她的頭髮卽是如此。因爲頭髮有幾個節，所以頭髮乾燥，很難整理髮形。

其原因卽自律神經緊張過度所造成。Ｆ小姐是位態度認眞，做事一板一眼的人，在公司遇到任何事，都繃緊神經，處處忍耐。對於上司，先進同事過於無理的命令也忍受下來，所以她的神經就一直處在極度緊張狀態中。

因爲緊張而使控制自律神經的內臟器官萎縮，營養吸收不良，反應到髮毛則出現細的部分，

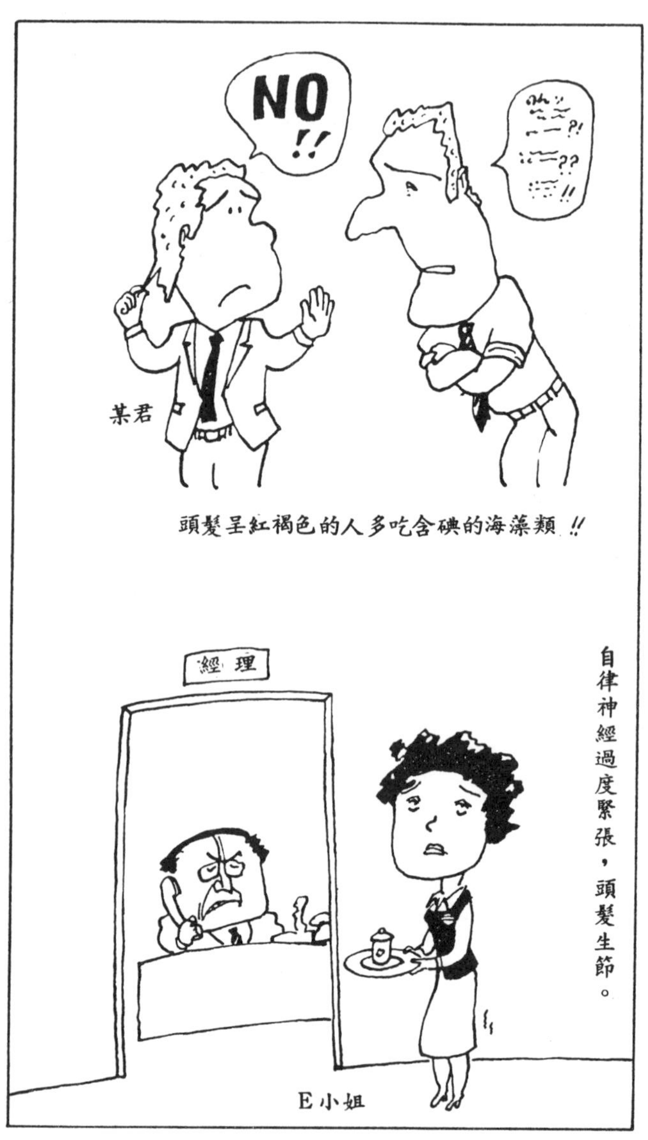
NO
!!
某君
頭髮呈紅褐色的人多吃含碘的海藻類 !!
經理
自律神經過度緊張，頭髮生節。
E小姐

而反覆成節。

與F小姐頭髮相同情況的是位新婚不久的G女士（25歲），G女士結了婚，和先生的雙親及妹妹一起居住不久後，頭髮也生節了。也是因不習慣新的環境，引起自律神經緊張所致。並非大人才會如此，小孩也會有此症，尤其以拒絕上學的小孩爲多。

要治療時，必須先消除緊張的神經。尤其是一板一眼性格的患者較多，所以對任何事須泰然處之才好。

(B)脫髮、白髮的原因

患脫髮、白髮必須找出其原因才能有解決的方法。

1. 老年性脫髮症（老人禿）——按摩頭皮、試著改變日常飲食

過了40歲後頭髮漸稀細薄，髮量減少，則要考慮到可能是患老年性脫髮症了。

患老年性掉髮症有以下兩個原因。第一是胃腸機能低弱。隨著年齡的增加，其機能就不像年輕時那麼好，所吃的食物不能充分消化，營養不夠時，無法供給身體的細胞，當然母細胞的機能變鈍，掉髮也無法再長出新髮毛，於是禿頭就無可避免了。

因此要注意不要攝取增加胃腸負擔的食物，幸好隨著年齡的增長，會由喜好油膩性的食物轉變爲喜歡清淡的食物。

日常生活飲食，要由攝取動物性蛋白質轉變爲攝取植物性（如大豆）的蛋白質。

第二是頭皮的血液循環不良。隨著年齡的增加，頭皮細胞失去彈力，頭皮與頭蓋骨間的血管受到壓迫，血液循環不良。因此製造毛細胞的毛囊部營養不足，活動衰退，毛漸漸變細，終於掉髮了。

爲了防止這種狀態，首先必須要促進頭皮血液循環才行，按摩頭皮，入浴，以及向毛髮的反方向梳理。或將頭低到脚下，輕輕抓住一撮髮毛，使頭皮朝垂直方向，也是簡單且效果好的方法。

2. 年輕性脫髮症（青年禿）——要充分補給營養

近年來，男性的頭髮較時髦，但在20年代、或30年代卽出現禿髮徵兆，對其本人來說實在是件殘酷的事。有位S君，才19歲的大學生，他利用暑假期間來拜訪我，等到他脫帽我才發現他頭髮稀薄，好不容易考過大學聯考，往後正想享受一下大學生活的樂趣，不料卻因頭髮稀少，以致讀書、玩樂都變得了無興趣了。其實像這樣的例子不少。

年輕性掉髮與老年性掉髮一樣不是突然變禿頭的，而是頭髮的毛質變軟細、稀少，然後像胎毛一樣，最後終於禿頭。

營養不足及精神的緊張壓力爲主因，因在年輕時代受到升學考試，及對人關係的層層精神壓力，終於自律神經失調。

自律神經失調，實在是容易引起多種症狀，運用頭腦時因爲需要消化多量的蛋白質，當需要與供給不平衡時，就會造成禿髮。

營養不足時，會使補給毛母細胞的營養減少，掉髮增加，新的頭髮也無法長出。所以對於此症狀必須充分攝取營養，解除一切緊張，煩惱才行。轉變情緒，充分睡眠均有效果，另外一點要注意的是不要太在意於禿髮。

十幾歲，二十幾歲的年輕人，頭頂或頭部前面頭髮稀薄的人很多，這有的是男性荷爾蒙過多所引起的，在此成長期男性荷爾蒙分泌過盛，而與促進頭髮成長的女性荷爾蒙不能平衡，自然就脫髮無法長出新髮來。

而且男性荷爾蒙又會促進皮脂腺、分泌，可是頭髮與頭皮是最討厭汗水的，會造成頭皮油膩，頭皮多且不乾淨，這樣毛根鬆懈就易掉髮了。

對此症狀的禿髮要以清潔爲第一，勤洗髮，運動後一定要擦乾頭皮。

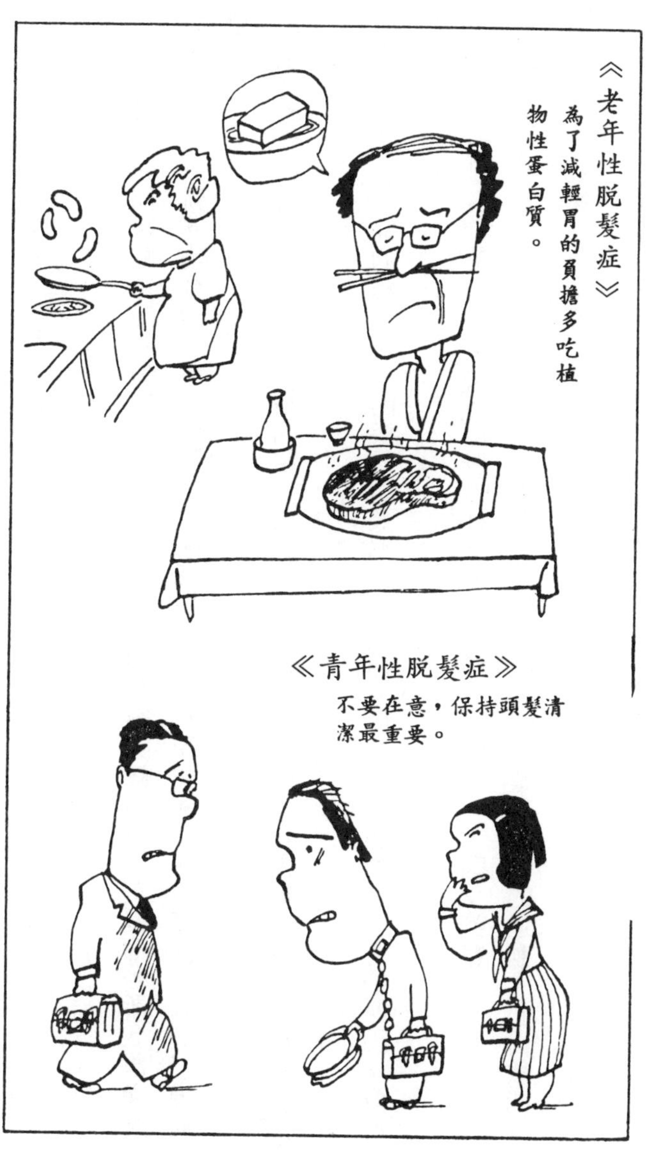
《老年性脫髮症》
為了減輕胃的負擔多吃植
物性蛋白質。
《青年性脫髮症》
不要在意，保持頭髮清
潔最重要。

3. 圓形脫髮症——要根本治療方法就是放鬆心情，不要悶悶不樂

前些日子一位家庭主婦寫信給我說：「幾天前我到美容院做頭髮，美髮師告訴我說頭部後面禿髮，我嚇了一跳，有什麼治療方法嗎？」像這樣，最近在職業婦女或主婦間得到圓形掉髮症的人頗多。

是否因公司的人際關係，結婚問題，或近鄰的交往，孩子的教育問題等重大精神壓力所致呢？

像剛才那住主婦的例子是否因疾病所致呢？像這種程度的禿髮應算精神上的原因，最好和精神醫生商量看看。

常謂：「圓形掉髮在精神受到打擊的日子起至三個月後出現」，因受到精神打擊，內臟一部分萎縮無法活動的緣故。但只要不要太在意，自然會痊癒的，做喜歡做的運動，心情放開朗，被打擊後能站立起來，不要憂傷爲最重要之事。

4. 鱗屑性脫髮症——多攝取維他命D、C及酵素

頭皮是新陳代謝的產物，在某種程度來說雖是生理現象，但油膩性的頭皮大量出現時則是異常現象，與頭髮脫落有關。頭皮發生的原因爲男性荷爾蒙過多。

爲了調和男性荷爾蒙之分泌有必要攝取維他命D、C。乾燥香菇、乾魚含有維他命D，新鮮水果、蔬菜含有維他命C。此外要小心洗髮。

5. 器具性脫髮症——現在立刻停止燙髮

此屬摩擦頭髮，加高溫於髮上引起的掉髮現象。年輕人爲髮型好看，多次燙髮，頭髮當然變得稀少了。

燙髮液對於頭髮有極大損害，而且因頭髮受到高溫壓燙，毛髮及毛細胞受到打擊，就停止活動了。

要治療此種脫髮症，首先必須停止燙髮，剪除受傷的頭髮毛端，潤滑毛髓質的排泄，溫暖腹部，爲了使細胞再生，多攝食營養高的食物。

6. 白髮——防止要訣在於切除毛根，然後輕輕敲擊頭部

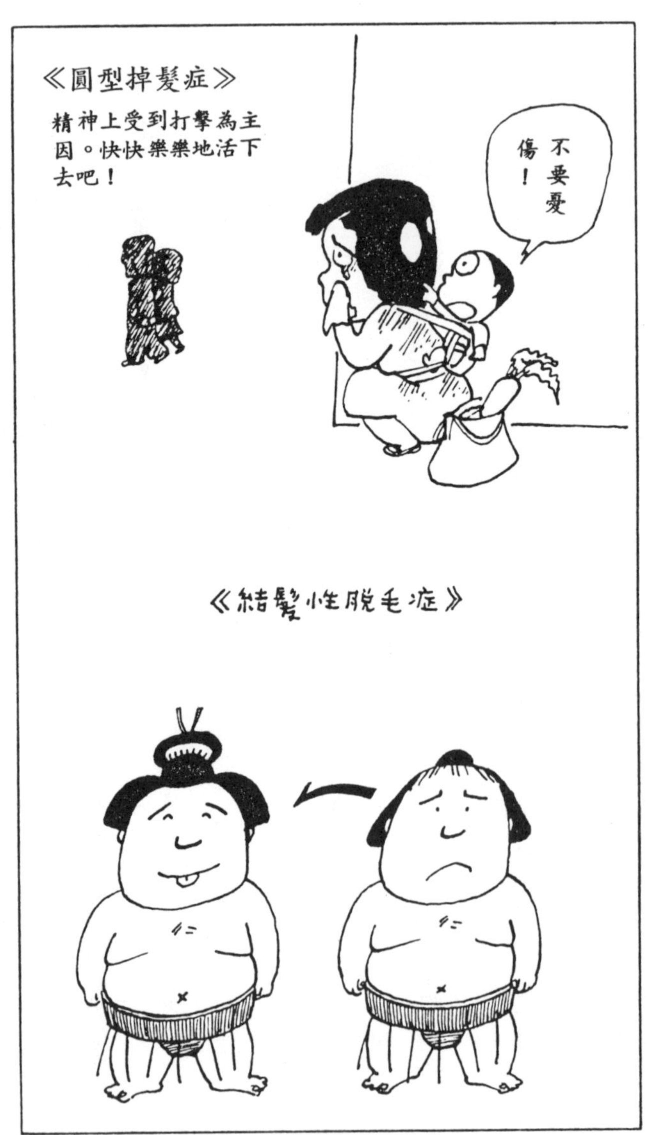
《圓型掉髮症》
精神上受到打擊為主因。快快樂樂地活下去吧！
不要憂傷！
《結髮性脫毛症》

本來白髮爲代表老化現象的特徵之一，但現在十幾歲、二十幾歲的年輕人有白髮者頗多，所以不能說是老化現象了。

變成白髮是因使毛髮變黑的細胞不知什麼原因，停止活動，毛髮無法作成黑色素而成長。而造成白髮的原因尚未完全明瞭，若知道了得諾貝爾獎應無問題。

以下的幾點可能是導致白髮的因素吧！

①具內向，神經質性格的人。

②視神經疲勞。

③酒精性的飲料，碳酸飲料攝取過多。

④綠黃色蔬菜或海產食物攝取不足。

⑤精神受到打擊時。

在此教讀者一些使白髮變黑髮的方法。

前面曾提過白髮絕不要拔掉，在其毛根用剪刀剪掉，然後輕輕地敲擊藉以刺激神經纖維細胞，使髮毛變黑的細胞復甦。這樣不知不覺間就變黑了。

另一個方法是利用食物，昆布及裙帶菜中含有多量的碘，對於黑色素有大功效，所以多吃不僅能使白髮恢復黑髮，於預防上也有極大效果。

7. 波狀毛（天生捲毛）——多攝取植物性蛋白質

波狀毛髮，為天生毛髮成捲毛狀態，雖然別人羨慕地說「天生的捲髮，好棒喔！」但本人卻常抱怨「小時候常給戲稱為外國人，現在也無法做自己喜歡的髮型」。

天生的捲髮，一般人都認為是遺傳的，但據我研究的結果並非如此。

天生捲髮的人家族多是腸的機能較弱，營養的攝取有偏差，才會發生的，所以首先要用鹹法或洗溫泉以調整胃腸，多攝取植物性蛋白質。

8. 突然異變的萎縮毛（捲曲毛）——避免食用速食品及喝碳酸飲料

近來年輕人對於萎縮毛和禿髮一樣深覺苦惱。但帶有萎縮毛的人在小時候多為直毛，所以與天生的捲毛不同。故稱為「突然異變的萎縮毛」，天生並非捲髮，但不知何時卻頭髮捲曲，特別是年輕女性較多。

造成萎縮毛的原因，可以說是食用了「有害食品」，現代的食品的添加物，不僅對頭髮不好

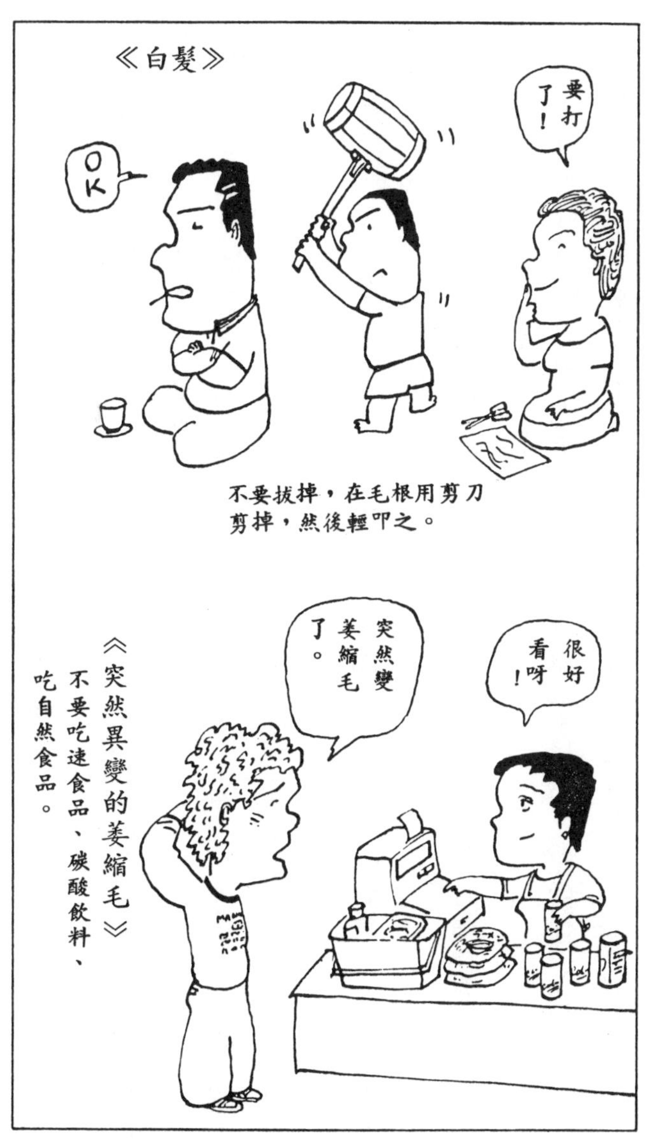

《白髮》
OK
要打了！
不要拔掉，在毛根用剪刀剪掉，然後輕叩之。
《突然異變的萎縮毛》
不要吃速食品、碳酸飲料、
吃自然食品。
突然變萎縮毛了。
很好看呀！

，而且對身體也有害，多量攝取時就產生捲毛了。根據調查報告，成長期的孩子，一天吃十種以上放有添加物的食品，細胞會突然起異變成畸形。當然這些孩子的頭髮因細胞的異變會突然成萎縮毛了。這實在是一件可怕的事。

例如主食的米飯中放有防蟲劑，化學調味料、湯中含有化學合成劑，西洋料理中也都放有香辣調味料，糕點中放入着色料等多種添加物。

其中最差勁的是速食食品，突然異變的萎縮毛急增時期與速食食品大量上市時間一致，絕非偶然現象的。速食品中放入多量的添加物，攝取後常會發生頭髮異變的萎縮毛現象。在此介紹一些吃食的秘訣給各位。

納豆便宜又無添加物，早餐吃納豆不錯，是健康食品，含有良質的植物性蛋白質，有助於荷爾蒙的平衡分泌，對於養顏也有效果。

米是必須吃的食物，但吃飯時最好混合麥來吃，吃糕點或其他食品時選擇放入袋內或容器，添加物少的食品，黑砂糖製的食品最好。

此外要節制使用化學調味料，注意日常飲食，避免孩子以及下一代的孫子全得萎縮毛。

以上所說的八種症狀外，另外有一種因受傷、火傷使毛母組織受到破壞的瘡疤掉髮症，遺憾的是此症無法使頭髮再生。

第四章

由頭髮異常窺知疾病

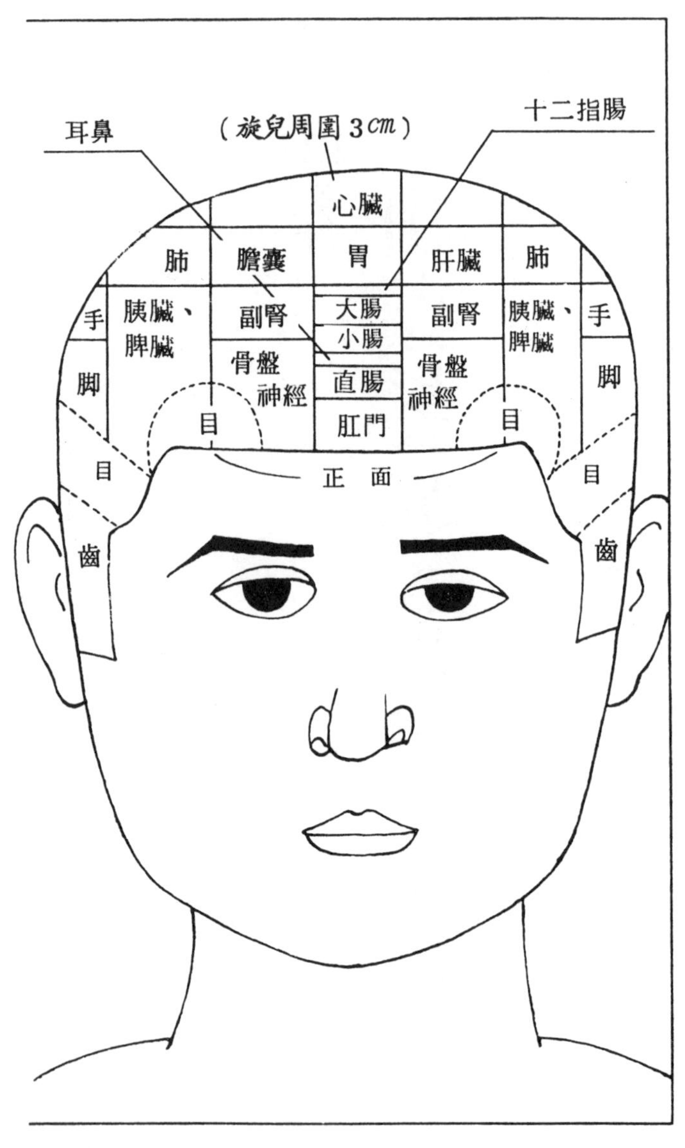
耳鼻
（旋兒周圍 3cm）
十二指腸
心臟
肺
膽囊
胃
肝臟
肺
手
胰臟、
脾臟
副腎
大腸
小腸
副腎
胰臟、
脾臟
手
腳
骨盤
神經
直腸
骨盤
神經
腳
目
肛門
目
目
正　面
目
齒
齒

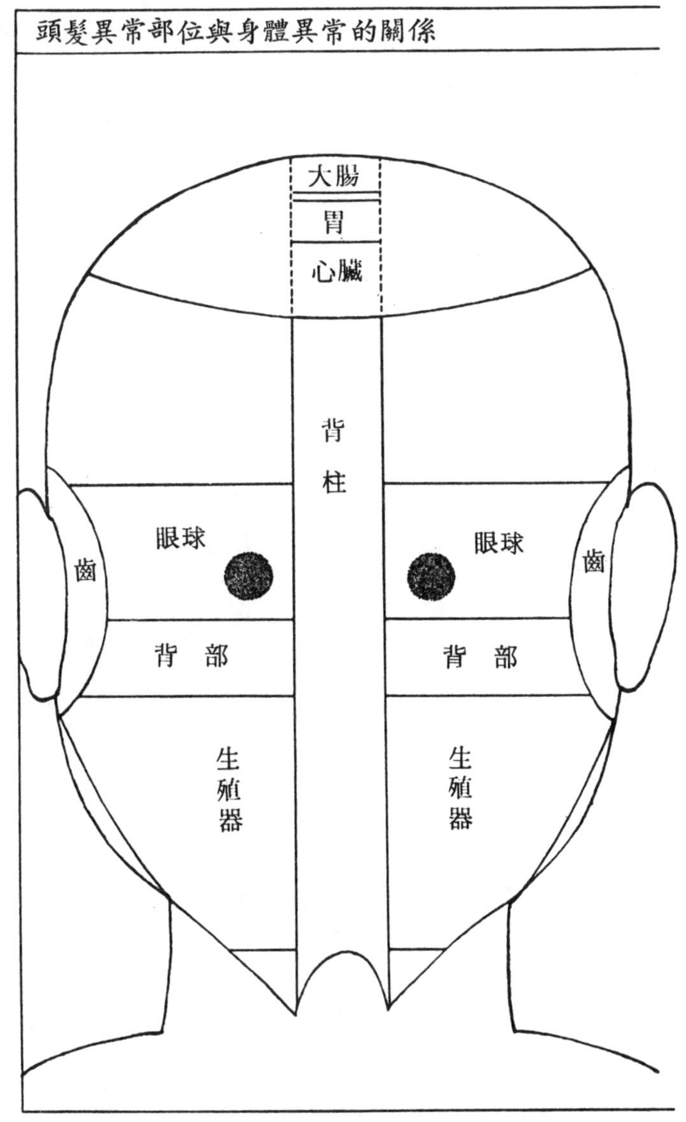

頭髮異常部位與身體異常的關係

只要讓我看人的頭髮，大概就可推斷出他的生活狀態，有無煩惱，身體狀態，甚至職業，不必經手相或占卜，這是因頭髮能正確地把這一切顯示出來。

頭髮特別是與支持我們生命的日常飲食生活或自律神經活動有不可分割的關係。如因精神受到打擊所致的圓形掉髮症、辛勞過度而成白髮，就是可見的例子。

反之日常生活有規律，精神安寧，營養平衡，就會有美艷的頭髮。

頭髮與細胞一樣會新陳代謝，而此新陳代謝與髮毛密接的體內細胞之新陳代謝成比例，因此體內的變化敏感。

我認爲一根異常的頭髮爲體內一千萬個細胞異常，頭髮有無異常，以及確定異常的部位，對於維護健康有極大功效。

在此我提倡一個月有一天爲「家庭頭髮診斷日」，決定一個適當的日子，做下列的檢查。

＊毛質有無變化（變軟或變硬）？

＊頭髮的顏色有無變化？

＊有無異常掉髮、萎縮毛、白髮？

＊頭髮有異常時在頭的那個部位？

＊頭皮狀態如何？

＊平常身體狀態如何？

1. 胃腸毛病——頭頂部脫髮、頭皮油膩

K先生是位公司職員，沈默寡言對工作有强烈的責任感，最近頭頂部毛髮變稀，且漸擴大。像他頭頂部漸漸擴大的頭髮脫落，是胃腸的毛病，我問他身體狀況，果然是胃常常疼痛，想吐，因爲工作的關係，生活無規律，睡眠不足。因爲胃腸機能不佳，所以毛髮無法攝取充分營養，終於引起頭髮脫落。

此外的症狀是：

＊與過敏性的大腸症狀有關。

＊舌頭一直生苔。

＊口臭。

＊原因不明的下痢。

＊時常噁心。

有這些症狀的人頭頂部要特別注意了。

暢。

還有又有脂漏性頭皮。生殖器官的機能變弱與荷爾蒙不能平衡時，頭皮的新陳代謝也就不順特別是中年的男性，因皮脂腺活動旺盛，脂肪增加很多，因此皮脂的分解物多附着於頭皮。這樣一來頭皮漸陳腐，變癢，梳髮時會掉很多不淨的頭皮，此種頭皮症更嚴重時，會成脂漏性掉髮，要注意了。

2. 心臟毛病——旋兒周圍3公分有這樣變化

*脈博時常跳動得很快。
*稍遇一些小事就心悸、不安。
*脈博紊亂、不規則。
*胸部或心臟感到憋悶。
*常常嘆氣。
*有時突然臉色發青。

若是有上列症狀之一，注意看看那個人頭頂部旋兒周圍3公分的地方，頭皮帶有些微紅色，

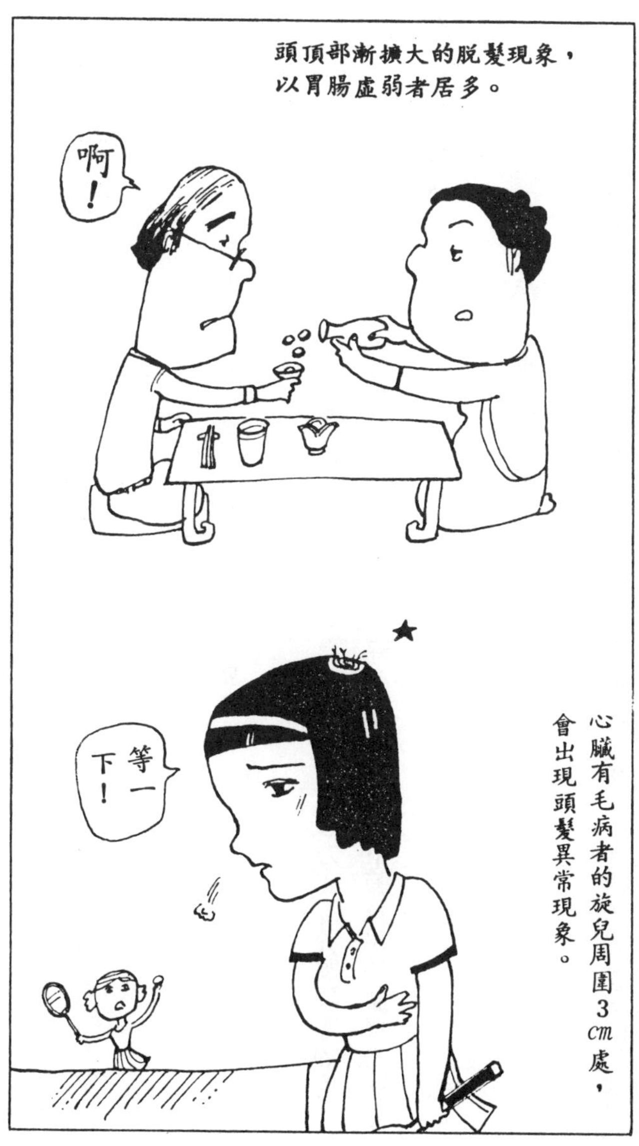
頭頂部漸擴大的脫髮現象，
以胃腸虛弱者居多。
啊！
等一下！
心臟有毛病者的旋兒周圍3cm處，
會出現頭髮異常現象。

而且此部位頭髮較細，有叉毛。頭髮呈紅褐色，有這些症狀就是心臟有毛病了。

心臟機能不佳時，血液循環也就不好，養分無法充分輸送到頭髮，對於頭部有不良影響。

在醫院被診斷爲心臟神經症，神經性循環無力性症，期外收縮症，心房細動症的人要注意頭頂看看。

3. 肺、呼吸器官毛病——頭頂髮質變細且稀薄

平時感到呼吸困難、呼吸淺、氧氣易不足的人，說話聲音柔弱無力，近於頭頂部的毛髮異常，此部分的髮量非常少，髮質細，若是感到頭髮很少時，請去檢查一下肺及呼吸器官的狀態，特別是吸煙過多的人多有此症。

4. 膽囊毛病——檢查旋兒的右前方

膽囊在肝臟下方，藏有稀薄膽汁，具有濃縮的機能。若此機能不良時，膽汁中的細菌增加，會引起膽囊炎。在膽囊機能不佳時，頭頂部旋兒的右前方會出現異樣，異常掉髮、細髮、白髮等

各種症狀。

喜歡吃貝類的人，或有膽結石的人要特別注意了。頭部出現異常時部位極小要看清楚才好。

5. 生理機能的毛病——脖頸上髮際的頭髮成波浪狀

男性爲精力減退、性無能、女性爲月經不順、不孕症等性機能的毛病，在今緊張壓力特多的社會裏常會出現。

性機能有毛病，在髮際五公分，特別是脖頸部分的毛髮成波浪狀，或無彈性的尼龍狀，亦見有白髮、掉髮現象。

有位M女士前來找我診斷，我看她比實際年齡蒼老多了，特別是頭部後邊至脖頸髮際生有白髮。

我立刻判斷她有生理毛病，果然問出她有嚴重的月經不順、月經痛之毛病。我斷定她可能患有子宮肌腫，立刻介紹醫生給她，眞的發現子宮肌腫，手術後醫好了。

半年後再來時，白髮已幾乎沒有了，頭髮有光澤變得漂亮，當然身體狀況也良好。子宮肌腫放任不管時會引起嚴重貧血或心臟的毛病。

6. 風濕症——毛髮細、黏於頭皮

風濕症在以前認爲是老人的疾病，但最近小孩或年輕女性得到風濕病、關節炎者頗多。關節或骨骼會疼痛，需長期治療。

患者的頭髮之特徵是毛髮細、油濕的黏於頭皮，通常一根毛根會生三根頭髮，但風濕症患者僅生一根或兩根，頭髮的量極少。

小孩子卽使生病在外觀看來仍很有精神，所以容易被疏忽，當小孩頭髮量減少，或黏於頭皮，就有患風濕病之虞，必須查看清楚，帶去給醫生檢查才好。

7. 關節神經痛——耳部上方脫髮或頭髮稀少

頭髮兩側耳部上方掉髮或頭髮稀少，頭皮帶點紅色，或有腫包，兩側稍偏中的掉髮，頭髮稀少，白髮等是否顯著？

＊一直耳鳴。

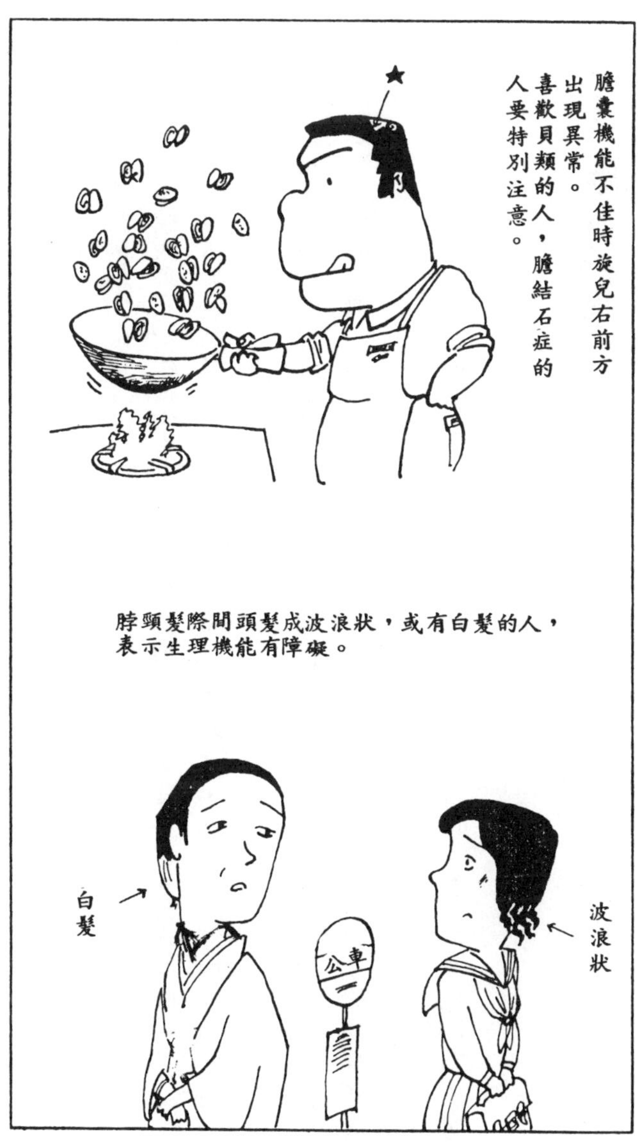
膽囊機能不佳時旋兒右前方
出現異常。
喜歡貝類的人，膽結石症的
人要特別注意。
脖頸髮際間頭髮成波浪狀，或有白髮的人，
表示生理機能有障礙。
白髮
公車
波浪狀

＊手腳或腕臂無力。

＊手腳或腰關節疼痛。

由右列的自覺症狀及頭髮狀態若有如此情形則有關節神經痛之虞。身體的中心是骨骼，成分爲鈣、磷，是我們活動精力之源。

年輕人的骨頭像大理石一樣很牢實，但隨著年齡增長，鈣、磷不足，就多空隙了。多空隙的骨頭因屈折運動而呈凸凹，刺激在關節行走的神經，就成爲神經痛、關節炎風濕症。

神經痛或風濕症症狀出現時，體內的碘作爲代謝作用，無法達到頭髮，所以碘不足才導致白髮。而且因爲鈣、磷的代謝作用也使用蛋白質，所以頭部蛋白質不足，側頭部、前頭部就頭髮脫落。

鈣或磷爲創造骨骼，保持健康的基礎物質。所以我們要充分攝取才行，此外礦物質、維他命也要多多攝取以保持身體平衡。

8. 視神經毛病——額的兩側或太陽穴異常

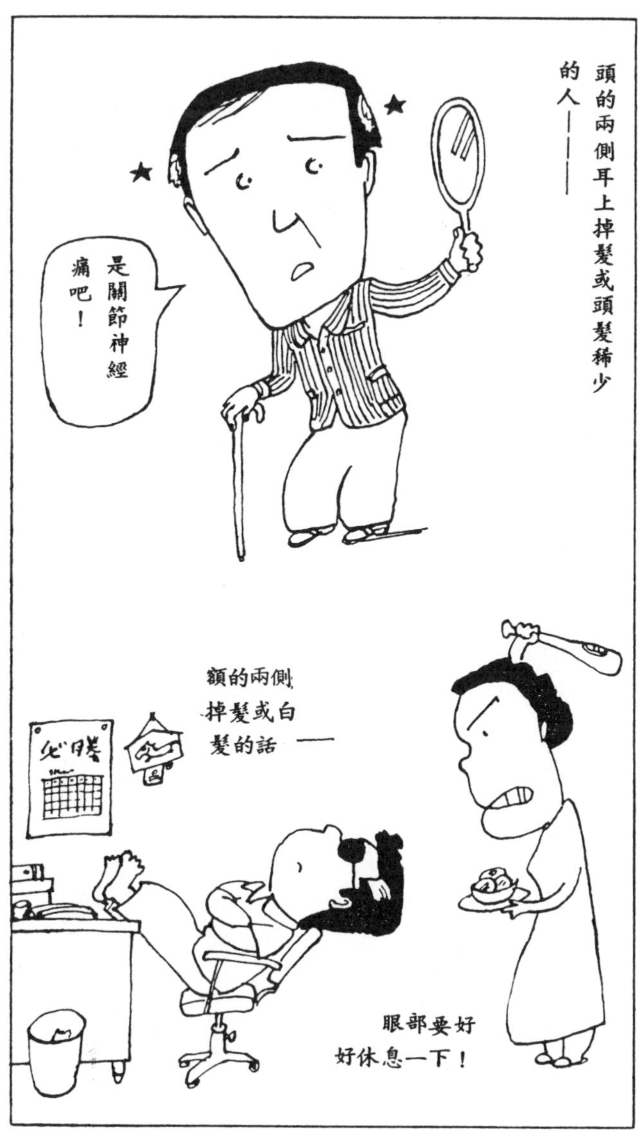
頭的兩側耳上掉髮或頭髮稀少的人——
是關節神經痛吧！
額的兩側掉髮或白髮的話——
眼部要好好休息一下！

有位患者來信說：「我從高中起就常爲容易疲勞、睡不著覺而困惱，特別是視力極差，稍微讀一下書，頭就很痛，以前就有白髮，最近太陽穴附近特別多。」

此人頭髮之異常是視神經所致，因爲眼部神經集中於額頭兩側，眼部疲勞時會引起肩膀酸痛，血管的收縮運動變爲不佳，所以妨礙到血液循環，營養無法送到頭皮與頭蓋骨之間，就引起掉髮、白髮的症狀。

此外眼與胃也有密切的關係，眼部疲勞時胃腸機能變弱，頭部前方就會異常。眼球有障害時，眼的內側位置的頭部後方出現毛病。

＊頸酸或肩膀酸痛。

＊眼睛疲勞。

＊眼睛充血。

＊看物不清楚。

＊偏頭痛。

若有右列的症狀，額的兩側或太陽穴地方的頭髮會異常，所以要好好恢復視神經的疲勞，不要導致異常掉髮或白髮的地步。

9. 蛀牙、齒槽膿漏——耳邊的頭髮變稀薄

當蛀牙的牙洞越來越大時頭髮也會受到影響，在耳際一・五公分以內的頭髮變得稀少或出現白髮。

最近年輕人得齒糟膿漏的頗多，在耳部周圍也出現了白髮或頭髮稀少的現象。若感到牙齒雖不疼痛但出血時，要早點給牙醫看才好。

在初期蛀牙或齒糟膿漏因不疼痛，所以容易疏忽，不要忘了檢查一下耳邊附近的頭髮。

10. 喉部發炎症——頭部後面白髮，異常脫髮或變細

一位患者告訴我說：三個月前工作很忙時，突然喉嚨沙啞，聲音變得怪怪的，我以爲是感冒，沒想到頭髮也變得有些異樣。

這位患者頭髮大部分是黑的，但有些地方混著白髮，特別是頭部後面的頸子附近的兩個地方白髮非常多。當工作較忙，蛋白質攝取不足，喉部會引起發炎。而此症狀經三、四個月後，頭部

後面會出現異樣，或是白髮或是異常脫髮，髮細等。

11. 鼻炎、蓄膿症——頭部前額中央的頭髮異常

爲鼻病煩惱的人很多，患得最多的是慢性鼻炎、過敏性鼻炎、蓄膿症等，都是爲打噴嚏、流鼻水、鼻塞等症狀而煩惱。

由於近來空氣汚染嚴重，所以患鼻病者頗多，有位女性患者，她頭部前額的頭髮脫落，患有過敏性鼻炎，特別是季節變換之時症狀特別嚴重。

患鼻炎、蓄膿症時特別是頭部前額中央，頭髮會有異常，所以鼻子不好時要注意頭髮狀態了。

12. 痔、便秘——頭部前面到後面的頭髮會有變化

東方人所常困惱的痔或便秘，會使頭部前面到後面的頭髮變細或呈紅褐色，或是由髮際到五公分爲止的頭髮成捲曲狀，症狀嚴重時成大小不一的捲曲毛。

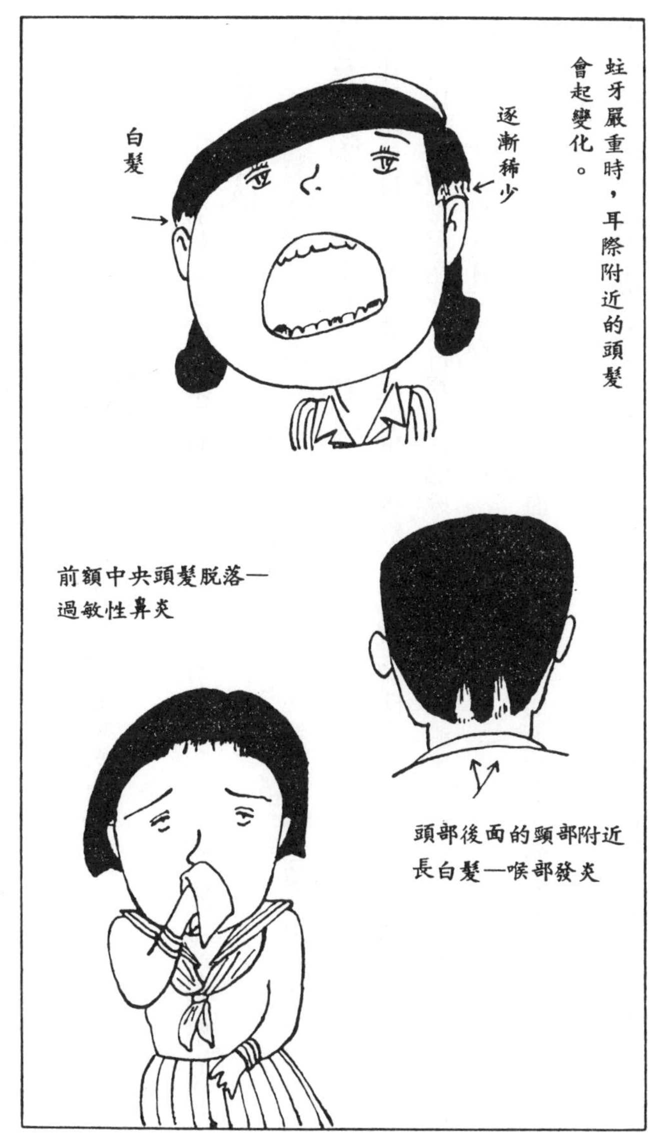
蛀牙嚴重時，耳際附近的頭髮會起變化。
逐漸稀少
白髮
前額中央頭髮脫落—
過敏性鼻炎
頭部後面的頸部附近
長白髮—喉部發炎

常有頭髮異常的人到我這裏來檢查，約有60%的人爲痔所困惱著。

13. 自律神經失調症——直髮變成了波浪形卷髮或萎縮毛

有位S女士（30歲），產下第三胎後，才發現頭髮有了變化，生產出院後要照顧小孩及上幼稚園的孩子，極爲忙碌。

有一天照鏡子才發現頭髮亂蓬蓬的，本來她是直髮的，這一年內也沒燙過髮，但此次生產因生活的變化引起自律神經失調，頭髮才變異常。

自律神經是自動順應身體各種狀態的神經，可說是調節身體規律的自動裝置。呼吸、血液、心臟、胃腸等全部都是藉身體自律神經的機能而調節，自律神經又分交感神經與副交感神經，互有反作用，藉以協調而調和身體。

以血管來說，藉著交感神經的作用，血管收縮，抑制血液循環，藉副交感神經，血管張開，使血液循環良好。

自律神經因體質、性格、環境、氣候等原因而不平衡，就產生各種症狀。如女性患者較多的自律神經失調症，最近男性因精神壓力而導致者亦頗多。

因自律神經失調症而引起的症狀如前面所說的S女士頭髮由直髮變成捲曲髮或萎縮毛，或是圓形掉髮症。

具有神經質，一板一眼性格的人，在感到焦躁、不安或受到精神打擊時要特別注意了。

第五章　根本治療脫髮、白髮特效法

(A) 小技巧卻具驚人效果

現代人每天都過著忙碌生活，雖說保養頭髮很重要，但每天我們也是不可能花幾小時去保養頭髮的，在此介紹三分鐘即可的輕便保養法。

這些技巧以促進血液循環爲目的，促進禿髮成長的毛囊部在頭皮與頭蓋骨之空隙間，毛囊部在此空隙間吸收通過毛細血管所送來的養分，進行毛母活動，所以血液循環必須良好才行。另一方面要消除血液循環不良的原因。神經性的疲勞或肌肉疲勞都會妨礙頸或肩部血管的收縮運動，使血液循環不良，對毛母活動有影響，所以消除疲勞也是這個技巧的目的之一。

1. 瞬間拉引法——要訣在於弄成捆狀

將自己的頭髮捆住，用手拉，方法極爲簡單。將三公分正方左右頭髮捆住，拉引然後再放掉，這樣做十次。可促進頭皮與頭蓋骨間毛細血管的活動。

依症狀的不同，拉引的部位也不同，依您的症狀來拉引。

〈視神經疲勞時〉

眼部疲勞是頭髮的剋星。要消除眼部的疲勞就必須使血液流動良好，才能預防頭髮脫落與白髮。

首先拉引太陽穴的頭髮，然後用大拇指按揉太陽穴，其次將大拇指置於太陽穴，食指放於眉上中央，强力按押，最後拉引眉毛。

〈肩酸時〉

拉引頭部後面，即眼的裏側部份。

〈掉髮多時〉

拉引掉髮多的部位之頭髮，有人可能會擔心這樣拉的話會把頭髮拉掉了，請不必擔心，因爲遲早這些頭髮也是要掉的，藉著拉髮，可刺激毛囊部使活動變爲旺盛。反覆地做，不久就可見新

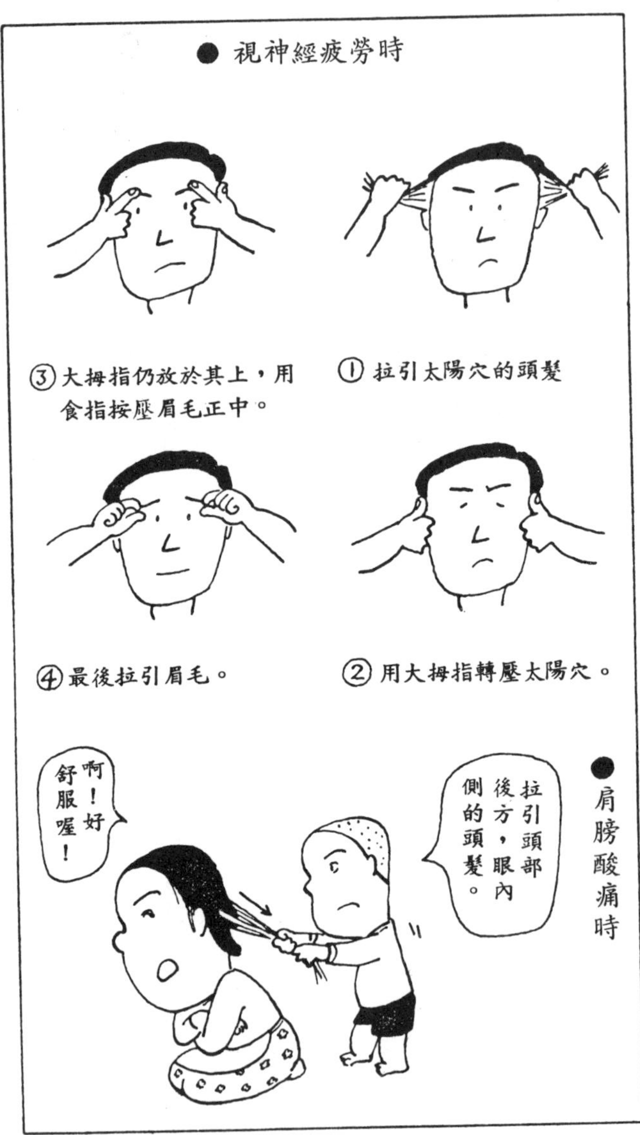
● 視神經疲勞時
③大拇指仍放於其上，用食指按壓眉毛正中。
①拉引太陽穴的頭髮
④最後拉引眉毛。
②用大拇指轉壓太陽穴。
●肩膀酸痛時
拉引頭部後方，眼內側的頭髮。
啊！好舒服喔！

生毛髮出現。

〈治療細軟毛〉

梳髮後，用手緊緊握些頭髮，配合口令「一、二」的規律，拉引之。「三、四」時將拉的頭髮放鬆，這樣頭皮的血液循環變佳，營養才能輸送到，變成有彈性的毛髮。

〈便秘時〉

請拉引頭部前面的頭髮，耐心每日持續拉下去的話，就能解除便秘的煩惱。

2. 壓打法——髮刷的另一種用途

藉著按壓頭部經穴部份，使血液循環良好，新生髮毛順利成長的方法，可用髮刷來做。

〈髮毛薄細時〉

首先按摩頭髮稀薄部分的頭皮。

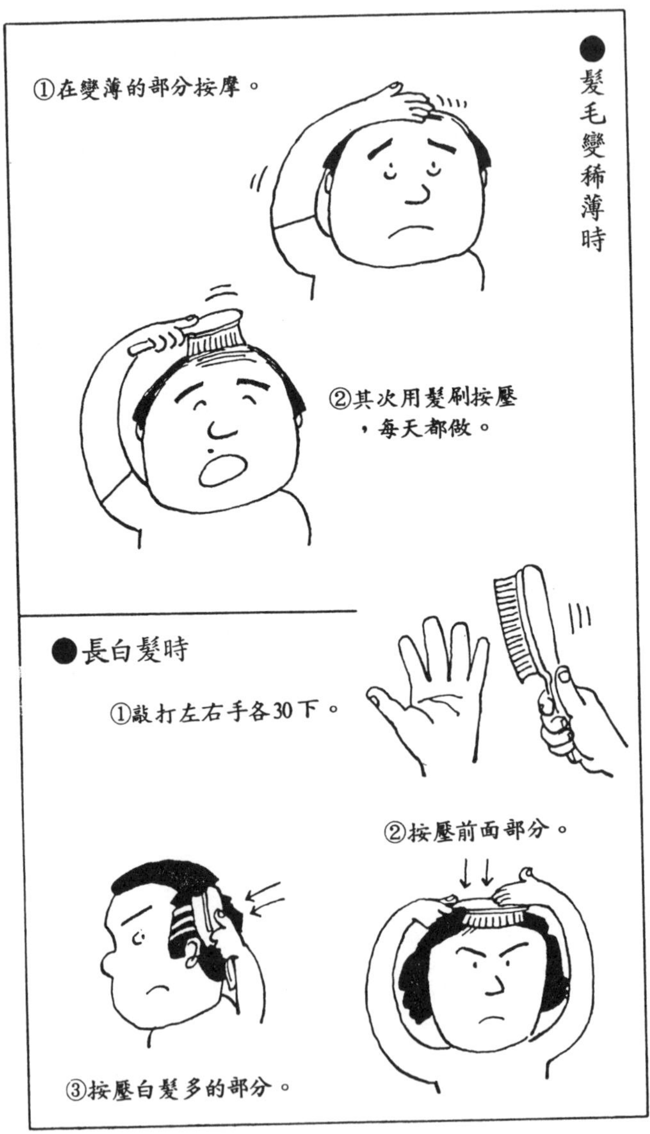
●髮毛變稀薄時
①在變薄的部分按摩。
②其次用髮刷按壓，每天都做。
●長白髮時
①敲打左右手各30下。
②按壓前面部分。
③按壓白髮多的部分。

其次用髮刷按壓，每天持續做下去。

〈白髮〉

耳後或太陽穴多白髮，這是眼部疲勞導致肩膀酸痛，血液循環不良。

要消除疲勞及白髮，首先用髮刷敲打左右手各30下。在此有和胃腸有關的穴位。眼與胃腸在自律神經系的機能中有極深的關係。用髮刷敲打能刺激穴道，消除視神經的疲勞。

其次是前額部分也要用力按壓。在此也有胃腸與眼部的穴位。

最好用力按壓白髮多的部位，藉以刺激毛細血管。

〈髮毛細短時〉

將一束髮拉起，由毛根起用梳子敲打。請做十次。

其次改用毛刷，同樣地敲打十次，藉著拉引頭髮來刺激頭皮，使頭髮變得有彈性。

〈頭髮無光澤時〉

這是因頭髮營養不足，血液循環不良所致。

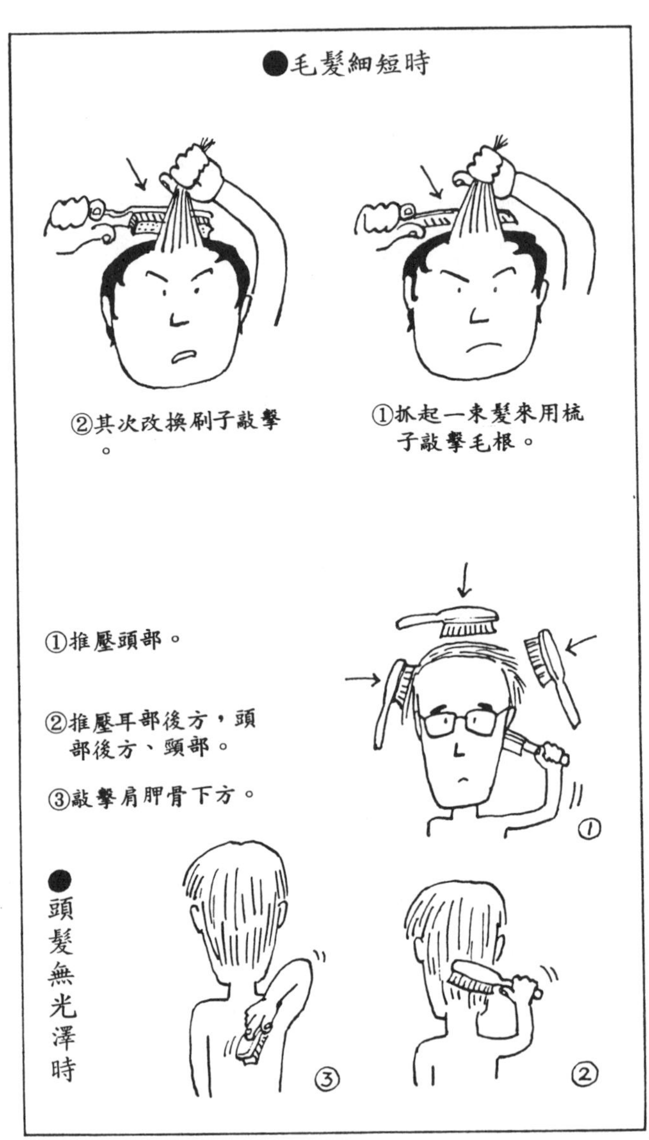
●毛髮細短時
②其次改換刷子敲擊。
①抓起一束髮來用梳子敲擊毛根。
①推壓頭部。
②推壓耳部後方，頭部後方、頸部。
③敲擊肩胛骨下方。
●頭髮無光澤時
①
③
②

首先用髮刷在頭皮擠壓多次，以促進血液循環。

其次再推壓耳部後方，頭部後面、頸部。敲擊肩胛骨的下方。消除頸部疲勞，肩酸背酸及肌肉的疲勞對頭髮來說是非常重要的。

3. 指尖電流放出法──要訣在於迅速地拉指尖

有一種電流通過身體消除疲勞的治療法。在黑暗的房內，看見通過電流的人，手指尖在放電。

這並非值得大驚小怪之事，在我們身體中有少量的電在流動著。此電流能將身體內的疲勞輸到外處，比自然狀態更加迅速放出體外的電流治療法卽指尖電流放出法。

由拉你的指尖，就可讓電流與疲勞一齊輸出。用一隻手按揉另一隻手的每根手指，最後再猛然迅速地抽出。

這樣在手有空閒時均可來做，一直都可消除疲勞。按揉指尖可使內臟器官的機能旺盛，又有助頭髮的成長，使頭髮有光澤。

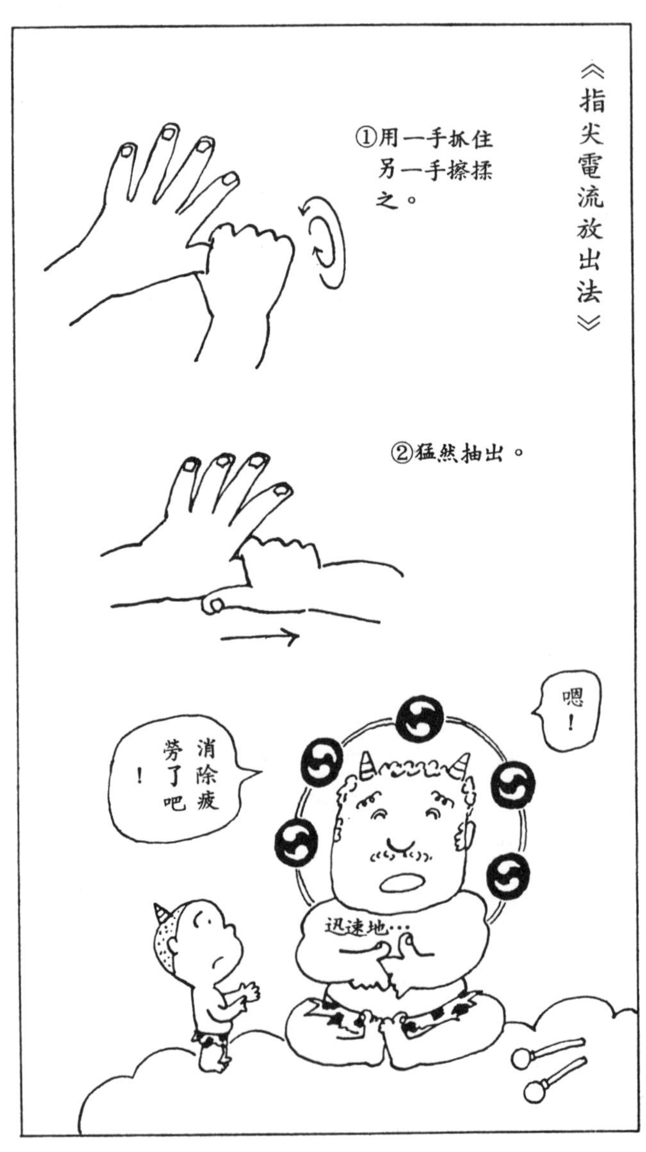
《指尖電流放出法》
①用一手抓住另一手擦揉之。
②猛然抽出。
嗯！
消除疲勞了吧！
迅速地…

4. 千手觀音法——手掌重合，靜止後呼氣

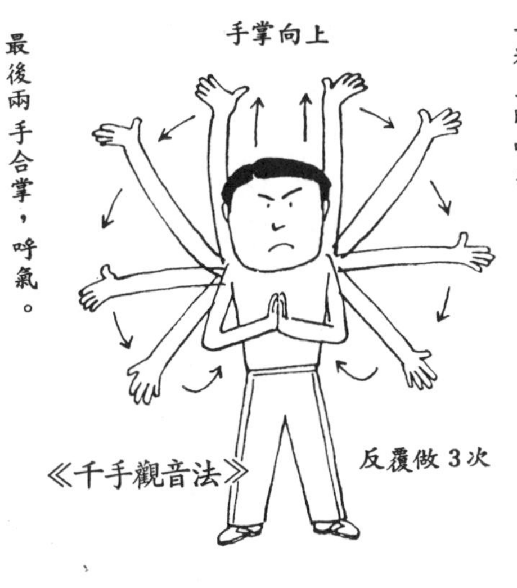

對於頭髮細短、頭髮稀薄的人，我向他們推薦此法。

因爲他們肩到背部的肌肉硬固，血管收縮不良，所以送至頭髮的養分極少。

做時手向前大大地回轉，作深呼吸，以此要領，最初和最後手放在胸前作合掌狀。此時爲靜止狀態，要呼氣。

5. 腳心指壓法——用兩手大拇指反覆做三次

腳心指壓法對消除視神經疲勞，提高內臟機能亦有效。在腳心部分用手指强力按壓，前後反覆共三次，能消除疲勞，使心情舒暢。踏竹子亦具同樣效果。每天做三分鐘能除去疲勞，保持前額不至於掉髮。

6. 微溫足熱法——坐在椅上，體重不要加於兩腳

在工作上因步行較多，或買東西，遠足等走路感到疲勞時要早點消除疲勞。在水桶內倒入溫水，兩腳浸入三分鐘，就感覺舒服多了。

7. 一脚垂直上下法——上擧的脚放下時要呼氣

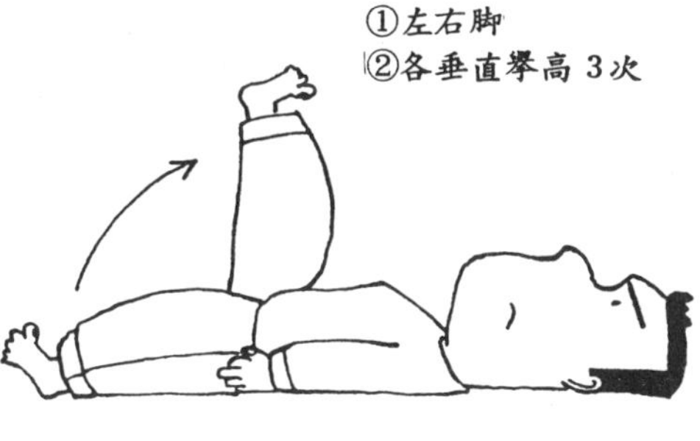

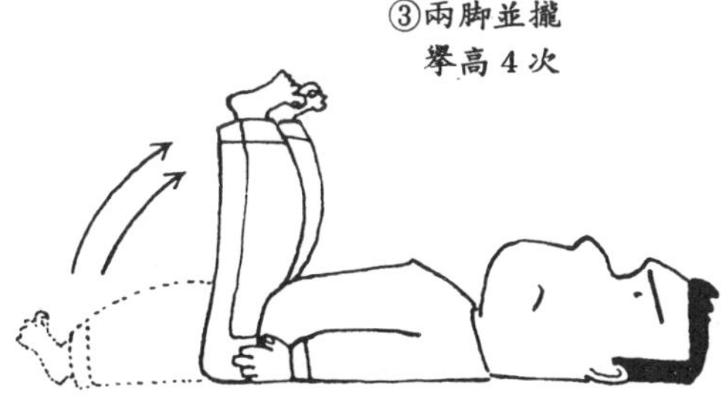

（睡覺前在床上來做）

一日結束，上床睡覺前還有件事要做。那就是：

將一隻脚垂直擧起三次，再放下。其次相反的另一脚亦擧放三次，再其次兩脚各擧起四次。

此運動能使骨盤神經的功能較正常，下腹的內臟器官之功能亦變佳。

特別是額的兩側至中間頭髮稀薄的人更應該做。

8. 倒立法——各以30秒分別做幾次

請利用牆壁做「倒立」動作，使平常受到壓迫的血管因倒立而打通，血液循環良好，有助於頭部頭髮的成長。

不能倒立時，可躺於床上睡著僅將頭部向下也可。或腰碰於椅子上頭部向後彎。

總之，頭比脚低時，會使頭部血液循環變佳，一日做二～三分鐘倒立，能消除緊張，使心情輕鬆。

9. 仰躺成「大」字法——離開枕頭來做

蜷屈背部坐著採取同一姿勢工作的人會成駝背，嚴重刺激視神經，引起視力毛病。此與額的兩側之掉髮有關，睡在床上，離開枕頭，身體成「大」字睡法，作五分至十分鐘。

背部伸直後，能使內臟機能變佳，恢復健康的身體，翌日工作時，就不會感到那麼疲勞。

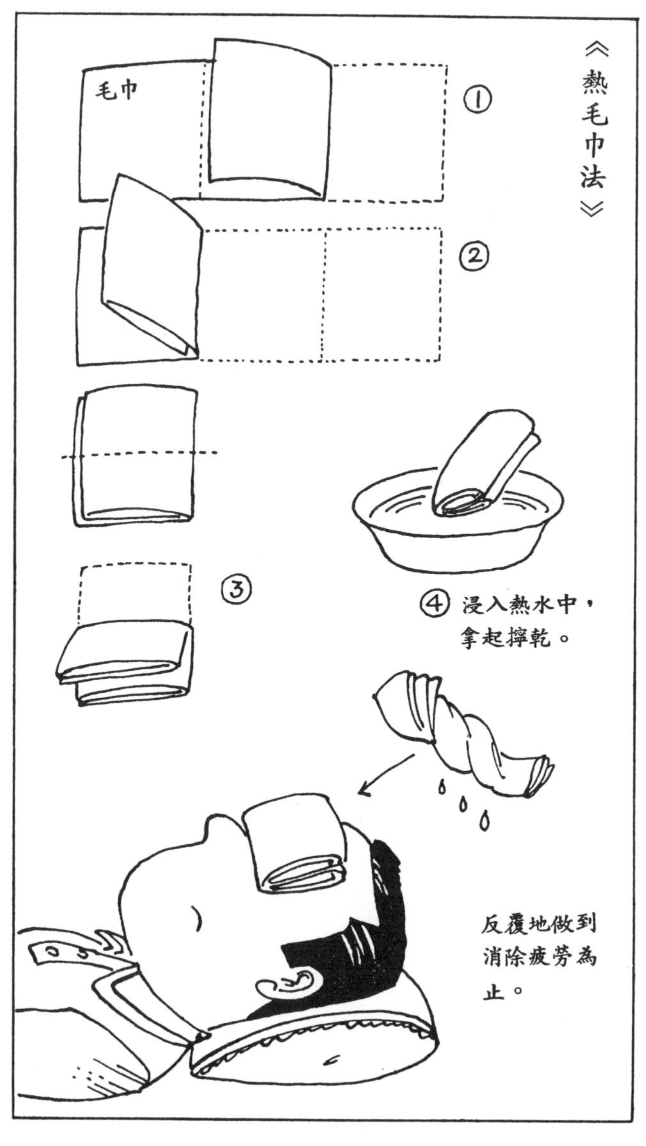
《熱毛巾法》
毛巾
①
②
③
④浸入熱水中，
拿起擰乾。
反覆地做到
消除疲勞為
止。

10. 熱毛巾法——兩眼完全蓋住

視神經的疲勞不單是眼部疲勞而已，又會引起肩膀酸痛，連帶影響到自律神經系統的器官，特別是引起胃腸毛病，進而導至額的兩側掉髮和白髮。

爲了預防這些毛病，在長時間讀書或看電視後，或睡不著覺的人都可試看看。

首先準備一條毛巾，將毛巾折三次到可覆蓋住視眼睛卽可。將毛巾浸入熱水中，再擰乾，蓋於眼上，暫時蓋一下。至消除疲勞爲止，反覆地做。

11. 左右平衡法——上擧的手伸到背後

頭部的血管皆集中於頸部，由此再分開，因此若肩膀酸痛而使血液受阻時，當然養分就無法達到頭部，使用毛巾做簡單的體操可預防肩膀酸痛兼做治療法。

兩手拉著毛巾，背肌伸直。首先右手低下，左手上擧。並非一口氣做完，而是慢慢地來做。左右各反覆做五次。其次兩手在背後拉著毛巾，由頭至腰前後彎曲，頭低下時呼氣。

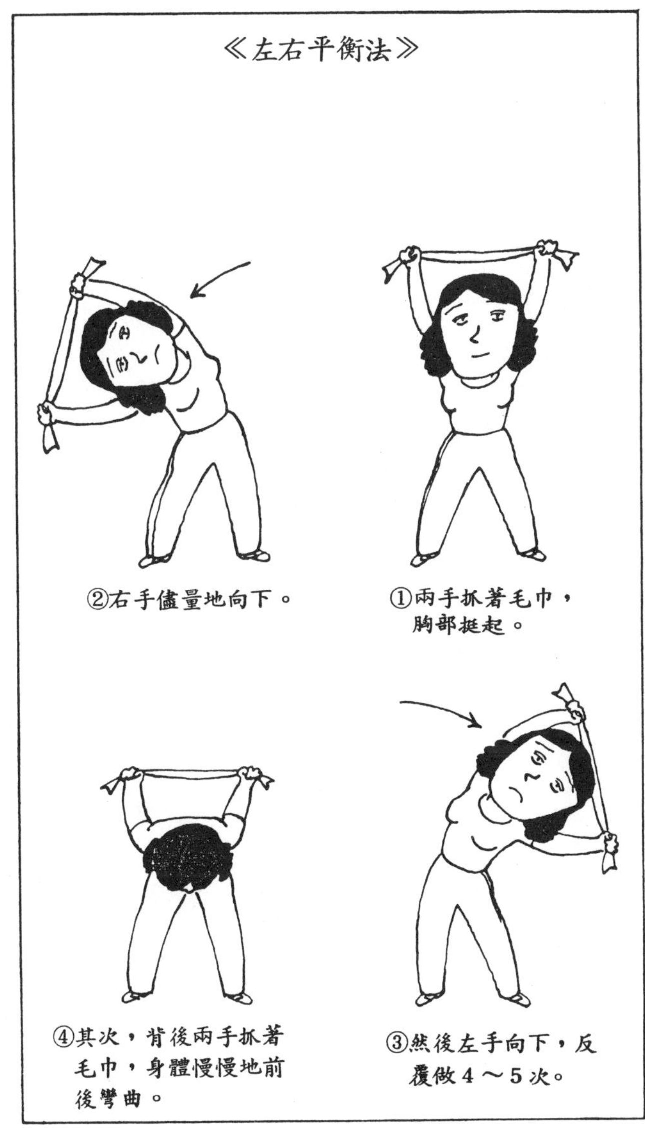
《左右平衡法》
②右手儘量地向下。
①兩手抓著毛巾，
胸部挺起。
④其次，背後兩手抓著
毛巾，身體慢慢地前
後彎曲。
③然後左手向下，反
覆做4～5次。

此時注意上舉的手要伸到背後。此種體操能使身體血液循環良好，特別是對於頭部後面、太陽穴，兩側頭髮稀薄的人有效。你也來做看看吧！

12. 耳邊瞬間刺激法──飯前、飯後來做，效果更顯著

國人要吃飯時一定會說「我吃了」，西歐人則是先默禱後再吃。

這些動作並非僅是表示感謝之意，還藉著端正姿勢，深呼吸來促進胃腸活動，使消化、吸收良好。

而我認爲爲了您的頭髮，飯前飯後的耳部體操，對於促進胃腸活動，及消化、吸收作用都很有效。

①背部伸直，端正姿勢。

②深呼吸三次，用兩手在兩耳上、下及橫側拉引、擦揉。

③用手強力塞住耳根、深深的吸氣，然後全部呼氣，同時再放手。

此動作在食前、食後反覆做三次，可防止前額頭髮稀少，不健康。

13. 入浴法——最初浸到胸部，然後浸到下顎

要使血液循環良好，入浴是最好的辦法，入浴並非單單僅是洗滌身體而已，請有效的利用，藉以消除疲勞，對頭髮也有益處。

首先是水的溫度，有的喜歡溫水，有的喜歡熱水，各依自己喜歡的溫度來入浴。沖一下身體後進入澡盆，浸到胸部，數到三百爲止。其次由浴缸出來，洗好身體和頭髮，再浸入浴缸數到一百五十爲止。然後再慢慢爬起。

這種洗法能促進血液循環，對於頭髮的成長也有益，特別是能促進前額頭髮的成長。

而洗完澡後重要的一點是不要喝冰冷啤酒或清涼飲料，這樣對胃腸會形成負擔，可喝營養價值高的牛乳或自製香蕉汁、蔬菜汁，以潤喉。

14. 梳整法——秘訣是由髮根梳到頭頂心

你每天是怎樣梳理頭髮的呢？有些人誤以爲胡亂的梳頭就能使頭髮漂亮、有光澤。其實這是

不對的，在此敎您正確的梳法。

首先在梳整前要準備好梳子，選擇眼孔寬大，滑潤的東西，用紗布包起來使用。其次給予頭髮濕氣，若疏忽時會傷到毛髮，然後整理零亂的頭髮。

由額際梳到頭頂心，其次由太陽穴向前額兩側，各梳十次。頭部後邊也由髮際梳到頭頂。總之都是由髮根梳到頭頂心。這樣能使起毛肌作用良好，促進血液循環，提高育毛效果。

此種方法一日可做三次。

15. 洗髮法——洗髮前用刷子梳頭髮的方法

洗髮依個人有所不同，有的人一週洗一次，或三日一次，也有的人一天洗一次，但許多人都不太注意洗髮，胡亂洗一次就算完了。

洗髮本身是去除汚垢，保持美麗的頭髮，這樣反而損害到頭髮。

特別是下列三點是造成傷害頭髮的原因。

①水的溫度過高……水的溫度過熱時會使頭皮鬆弛，造成脫髮，水溫與體溫一樣或稍高卽可。

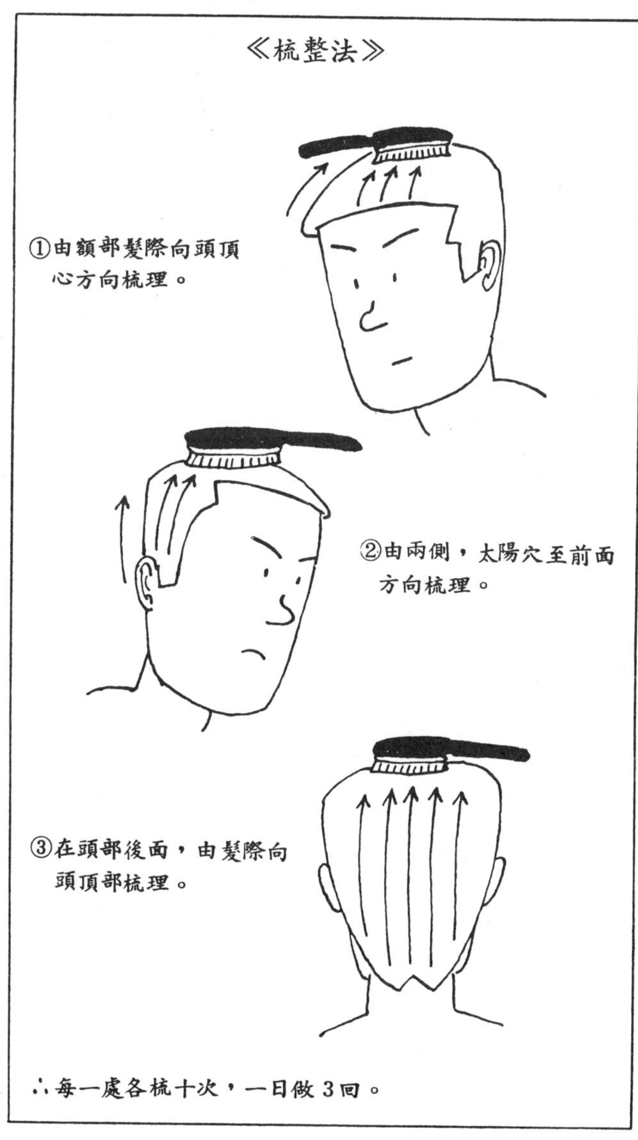
《梳整法》
①由額部髮際向頭頂心方向梳理。
②由兩側，太陽穴至前面方向梳理。
③在頭部後面，由髮際向頭頂部梳理。
∴每一處各梳十次，一日做3回。

②搓揉頭髮……頭髮搓揉時會破壞表皮變成斷髮或分叉髮毛。洗髮並非搓揉頭髮而是按摩頭皮，以去除污垢。

③沒沖洗乾淨……洗髮劑是以去污爲目的來使用的，洗髮去污後必須沖洗乾淨才好。若頭髮上殘留洗髮劑會損壞頭皮及頭髮。

若能改正上述三點正確洗髮對頭髮就有益處。

16. 變化髮型法——改變原來髮型

時常改變髮型，不僅可以轉變情緒，對於頭髮也是必須的。頭髮分開處一直是相同時，日光也僅照著同樣的頭皮位置，此部分就角質化，而毛根也鬆弛了。

但是要注意的是不管作任何髮型，在就寢前一定要梳理成原來的髮型。

17. 瞑想法——兩手要交叉放後面

我們的眼部從早到睡覺爲止均工作個不停，生於現代社會，用眼來看的電視、新聞、雜誌等

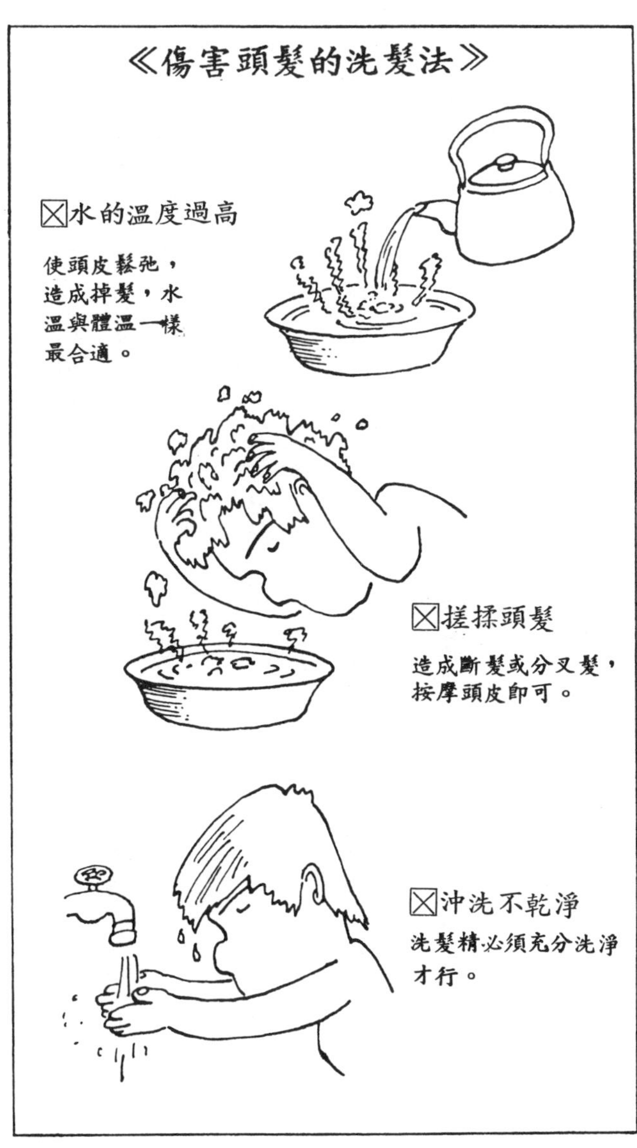
《傷害頭髮的洗髮法》
☒水的溫度過高
使頭皮鬆弛，
造成掉髮，水
溫與體溫一樣
最合適。
☒搓揉頭髮
造成斷髮或分叉髮，
按摩頭皮即可。
☒沖洗不乾淨
洗髮精必須充分洗淨
才行。

傳播工具突增了不少，但這些是否一切都是必要的呢？可以說大部分都是用來打發時間的，過度使用眼睛會使視神經疲勞，導致異常掉髮或白髮，在一天當中要抽出些空閒來，什麼都不要去考慮，閉著眼好好去瞑想。光是閉著眼就能使眼部得到休息，神經亦得到休息，心情也變得鎮靜，特別是在搖晃的公車中一定不要看報紙或雜誌，在車中作爲您的「瞑想時間」吧！

在家中可以閉著眼，輕鬆的聽著音樂，不是很好嗎？

18. 睡眠法——枕頭放低、被褥要硬

睡眠時間占我們一天時間的三分之一，所以枕頭和被褥對我們頭髮有很大的影響，而什麼是好的枕頭呢？

好的枕頭以高約十公分最適當，爲了使頭皮的血液循環良好，睡時頭較低爲佳。睡覺時下顎不要觸於頸部較好。

其次是材料方面，以通氣點看來，外表爲綿，裏面爲稻穀、麥殼爲佳。

而好的被褥是什麼呢？

在硬硬的被褥或床上，仰躺著來睡是最理想的姿勢。柔軟的被褥會使脊髓彎曲。

脊髓是控制大腦中樞神經，透過脊髓至各末梢神經的重要部分。

若是彎曲了，則神經受到壓迫，各神經系統不調和，內臟器官的機能也就不能充分發揮，因此營養不易被吸收，頭髮的養分就不充足，而引起頭髮脫落了。

19. 棒棒操

「消除全身酸痛，促進頭髮生長的棒棒操。」

「提神且給予頭髮營養。」

棒棒操能促進頭髮成長，準備一根長約八十公分的木棒，對於掉髮症有效，木棒體操是中國最古老的醫療體操，具有二千年的歷史。

做棒棒操時要配合呼吸法來做，最好的是腹部呼吸，深長的腹部呼吸能使大量氧氣送到血液，給予頭髮養分，能配合呼吸法來做，棒棒操倍增效果，在做棒棒操時要注意幾點：

- 赤脚或穿平底鞋來做。
- 放鬆全身力量，動作盡量慢慢地來做，不能做得太猛，用力過度。伸長時盡量伸展。
- 配合做腹部呼吸法。

・記住上三角形，下三角形的形式來移動、伸展，加以刺激。

・每天都要做。

所謂上三角形即百會、神闕、命門所結成的三角形，下三角形即爲神闕、命門、會陰所結成的三角形，均是木棒體操所要做的要點部分。若能正確的做出三角形，就可使身體健康，解除頭髮脫落的煩惱。

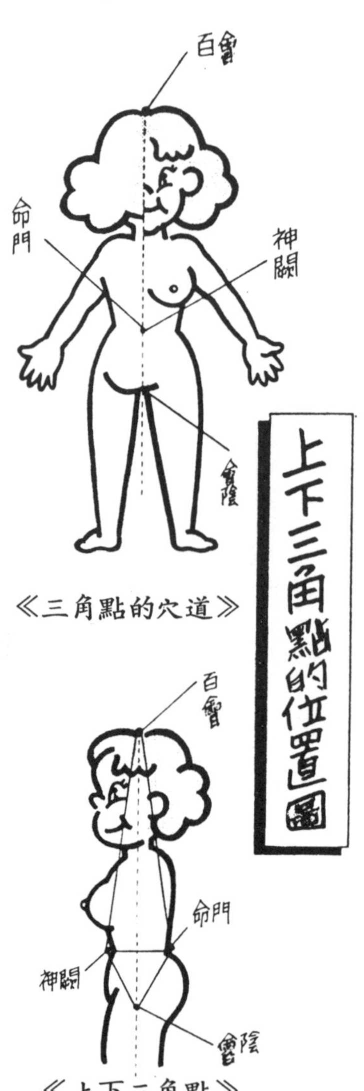

《三角點的穴道》

《上下三角點》

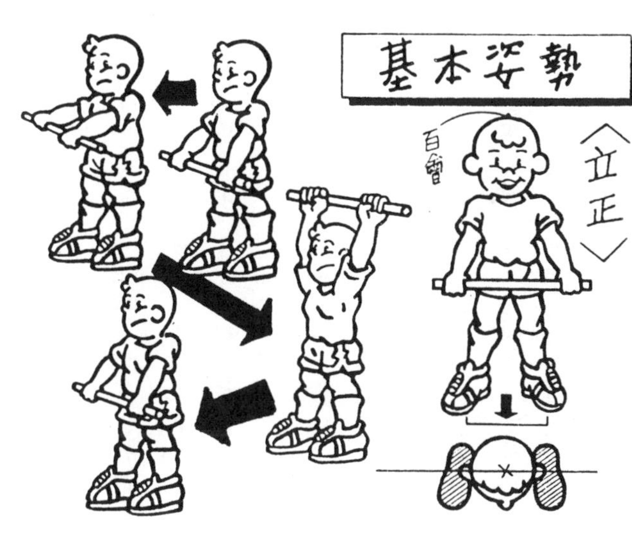

〈基本姿勢〉

棒棒操的基本姿勢爲「立正」，腳與二肩同寬張開，腳尖朝向正面，重心稍放於大拇指，放鬆膝部的力量。

臀部直立，肚臍與鼻樑同一直線。放鬆肩部力量，肘、手頸輕輕彎曲，手握棒的兩端。棒的位置離肚臍下三寸，頭部直立，視線朝向前方，木棒移動到百會穴上端。

手肘向前伸，慢慢地一邊將木棒移到百會穴上端，由鼻深深的吸氣到腹部，然後木棒再慢慢地移到原來的位置，一面呼氣。

此動作反覆做三次。

＜上三角丹法基礎＞

立正姿勢，伸直手肘，慢慢的將木棒舉到頭頂正上方爲止，在此再與肚臍、命門結成一線上身向後彎。此時配合深呼吸，腹部在肚臍處上下伸縮以刺激命門穴。要注意之點是木棒一直在百會穴的正中央。頭必須隨上半身自然向後傾。

然後一面呼氣，上半身慢慢地恢復原狀，手肘仍伸展著，木棒放下至肚臍下三寸，此動作反覆做三次。

其次上半身向橫側伸展。一邊由立正作深呼吸，伸展手肘，木棒舉到百會正上方。一邊呼氣，由肚臍與命門結成一線上半身向左傾，此時要刺激肚臍及命門穴。

一邊吸氣，慢慢地上半身恢復原狀，其次一邊呼氣，木棒慢慢移到肚臍三寸下。在動作中，手肘仍要伸展。以同樣要領，此次上半身向右傾，左右交互慢慢各做三次。

其次做扭轉動作，一邊吸氣，木棒慢慢舉到與肩同高，一面呼氣，由肚臍與命門的連結線，上半身向左扭動，兩手握棒自然向左推出，視線看向左手方。

一面吸氣，上半身慢慢恢復原狀，一面呼氣，木棒移到肚臍下三寸的位置。以同樣的要領，此次上半身向左扭轉，左右交互各做三次。

●上三角丹法

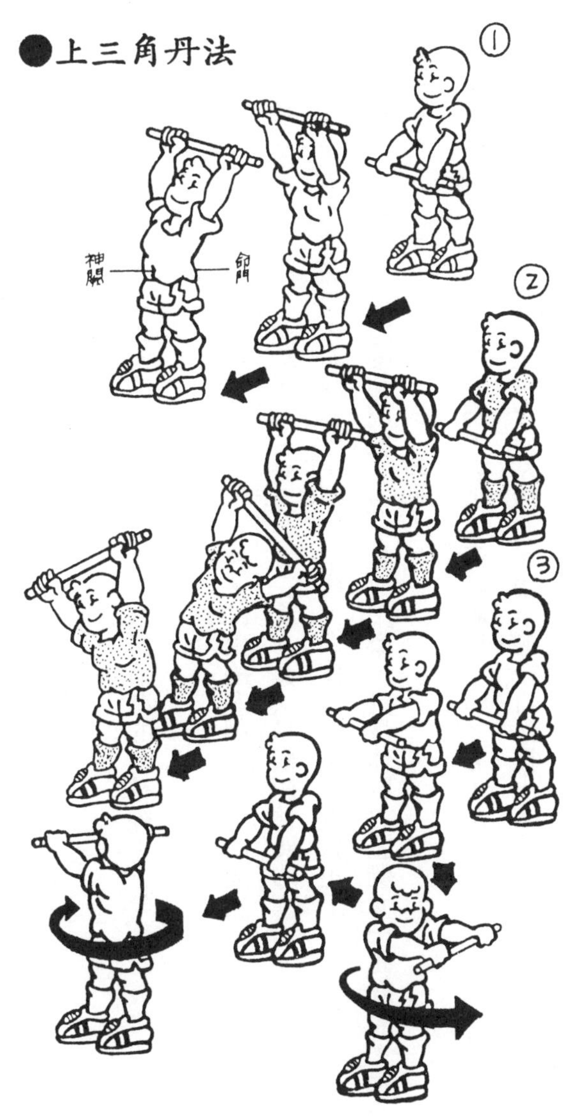

〈上下三角丹法（應用）〉

是前面動作的應用動作，由立正姿勢左脚向前方大大地踏出，左膝輕輕地彎曲，伸展右膝，以會陰穴爲頂點做成逆三角形。

一面吸氣，木棒擧到百會穴的正上方，在由肚臍與命門的連結線，上半身向後彎，木棒要一直擧在百會的正上方。

一面呼氣，上半身慢慢恢復原狀，放下木棒，踏出的左脚恢復原狀成立正姿勢。

以同樣要領，此次踏出右脚，左右交互各做三次。其次是横側伸展的應用。由立正姿勢一面吸氣，左脚向左大大地踏出，右膝輕彎，伸展左膝，木棒慢慢擧到百會正上方。

一面呼氣，由肚臍與命門的結成線，上半身向左傾，盡量伸展右體側。一面吸氣，上半身慢慢恢復原狀。

再來是應用扭轉。由立正的姿勢，右脚等距離放於左脚後方，左膝輕輕彎曲，伸展右膝。一面吸氣由肚臍與命門連結線，上半身向左彎曲，兩手握棒自然推出，視線朝向左方。

一面呼氣，上半身慢慢恢復原狀，木棒放到下方，右脚恢復原來位置。

以同樣的要領，左脚放於右脚後方，上半身向右扭轉，左右交互各做三次。

●下上三角丹法

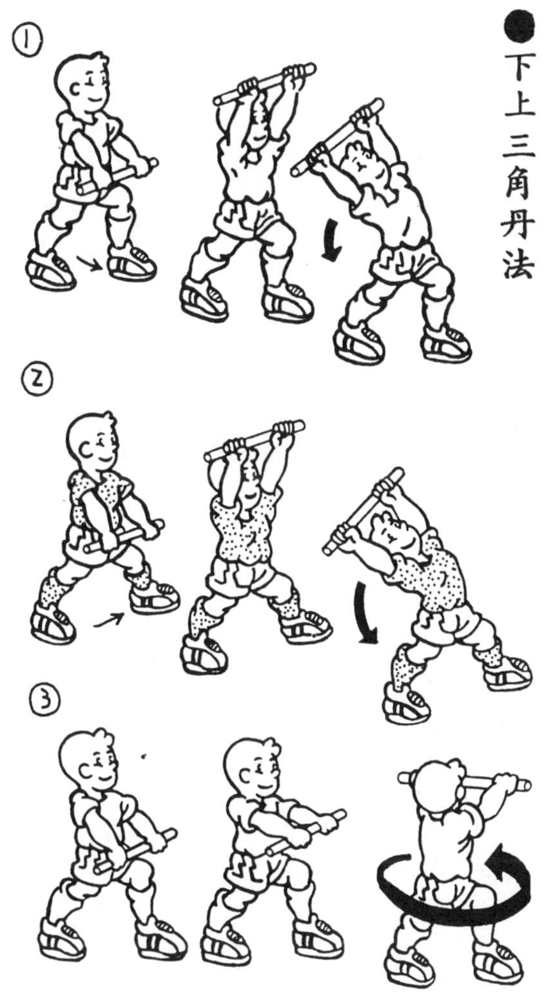

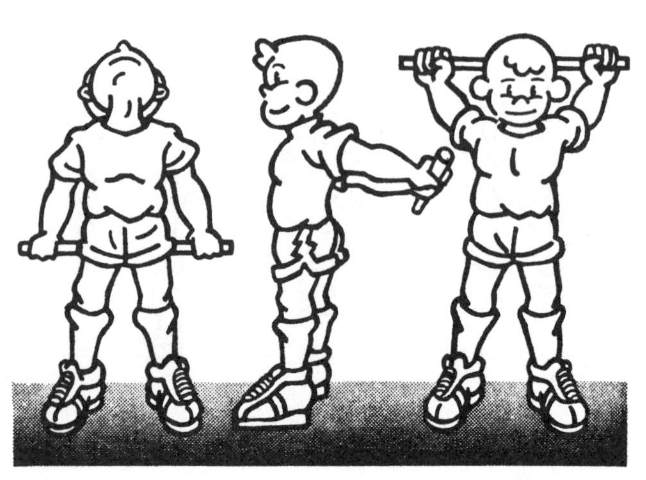

〈回轉肩部〉

由基本姿勢變爲左脚踏出一步。持於肚臍下方三寸的木棒，慢慢向上擧，擧到百會穴的正上方。然後再擧到肩部後方，木棒觸於臀部。

剛開始做時，可能會難受，此時擧棒的兩手間隔寬些就比較好些，等動作習慣了，間隔再變狹小些。

然後木棒再由百會穴正上方，恢復到手前。此時踏出去的左脚亦恢復原來位置。以相同要領，右脚向右踏出一步，左右交互各做五次。

一天做十分鐘，效果良好

頭髮與血液有極大的關係，血液循環不好

時，良質的血達不到頭部，就會掉髮，頭髮也無法成長。腹部呼吸法刺激丹田，使血液能達到頭部，同時配合棒棒操能消除血管微細部分或血液所停滯的地方，使流到頭部的血液能順暢。棒棒操能使頭髮復甦的秘密卽在於此。

實際上做時卽可知道，身體某處酸硬時，做棒棒操無法隨心所欲的來做，但繼續做下去一定可以做好。此為轉變成健康的過程，也是證明頭髮開始變好。

在現今的日常生活中，我們運動的時間到底有多少呢？而在家中做棒棒操可說是最合適的了，每天抽點時間來練習卽可。

只要就寢前做十分鐘，可以家裏的人全部都來做，活動身體是消除緊張、壓力的好辦法，使我們身、心都能得到健康。

20. 靜坐呼吸法

使肝、腎、肺的機能變為旺盛。

與棒棒操一樣，治療掉髮效果極佳的是靜坐呼吸法。靜坐呼吸法能消除血瘀、氣滯。慢跑、打高爾夫球、網球看起來似乎很有效果，但實際上這只是以鍛鍊外部肌肉為目的。

靜坐呼吸法爲腹部呼吸，以活動身體內部爲目的，血液停滯（血瘀）或空氣、氧氣停滯（氣滯）都可藉此消除，效能達到五臟六腑，使腎、肝、肺的機能旺盛。對於鬆弛頭皮表面的緊張非常有效。

靜坐呼吸法是藉著頭、肩的移動，消除各部酸痛的方法。在此就開始介紹這種簡便易行的靜坐呼吸法吧！不僅可促進長髮，對於健康也有極大影響。

姿勢

基本上來說是坐在椅子上來做，坐在椅子上，膝成90度高，脚底全部着於地面，脚尖自然伸好，膝與膝之間大約可伸入一個拳頭。上身爲腰部自然伸直，此爲基本姿勢，若不坐在椅子上，端正、盤腿坐時，上體姿勢不變。

兩手力量放鬆，自然放於大腿上。頭部直立，眼睛輕閉、閉口，不要用力，舌尖輕觸於上顎。

集中精神

集中精神，注意力置於小腹上（肚臍大約一寸三分，卽丹田），認爲是在坐禪也可。全部神經集中於小腹，若起妄想要停止，反覆地做以達無雜念的境界，宛如坐禪那樣。

▨練習呼吸

①空氣的吸入、呼出，好像沒感覺般地輕輕的進行著。

②慢慢地長長的將空氣送到小腹。

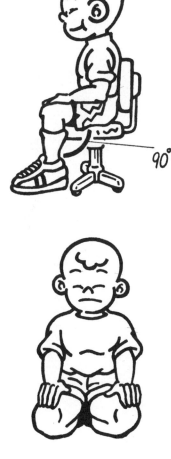

靜坐呼吸法

90°

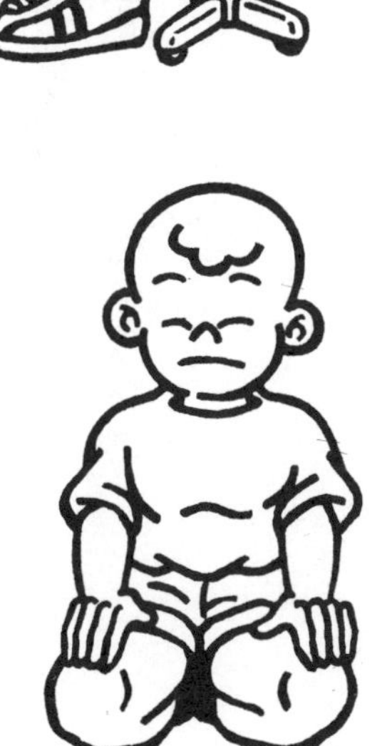

③像推動橫隔膜似的，吸氣時慢慢的吸入空氣，舒暢廣泛地達到肺部，呼氣時收縮下腹部，藉此消除胸部停滯的空氣。

④腹部爲血液停滯之處，呼吸深邃，長久，能消除腹部淤血。

⑤呼吸以鼻行之，因爲若從口，空氣中的灰塵，微生物容易進入。

(B) 食療法

吾人所吃食物之好壞對頭髮有極大的影響。我長久以來就一直研究頭髮與食物的關係。爲了維持健康的頭髮必須控制自己的食慾、味覺、嗜好，吃健康的食品才行。

以魚肉各一種，及蔬菜三種的比例，蔬菜中以綠黃色的蔬菜一種、芋類一種、淡色蔬菜二種、水果兩種的比例最爲理想。

而對於頭髮有益的健康食品如下：我們身體的五臟六腑依蛋白質、維他命、脂肪、碳水化合物、礦物質、水分等六大營養素來促進機能旺盛。

因此平衡地攝取六大營養素爲保持身體健康，保有美麗健康頭髮的秘訣。

其中對於毛髮的最基本營養素是氨基酸系的蛋白質，以及蛋黃素、鹽化碘素、鈣、維他命等，這些營養素每天均消耗著，所以必須從日常飲食中攝取才行。

在此介紹含有這些營養素的食物以及料理法及有效攝取法。以這樣的食療法一定能使您的頭髮恢復漂亮，今天就開始來做吧！

1. 蔬菜——怎麼個吃法比較好呢？

若說蔬菜也含有蛋白質，您一定會感到吃驚吧！蛋白質有鹼性蛋白質及酸性蛋白質，頭髮則需要鹼性蛋白質。鹼性蛋白質含有多量纖維質，對於神經纖維細胞來說是極好的營養素。

鹼性蛋白質含於蔬菜、海鮮類中，所以要多攝取菜類或海藻。

或許有許多人會認爲對我們頭髮或身體不可或缺的蔬菜一定含有許多養分吧，但事實上90%都是水分，僅十%含有維他命、礦物質、碳水化合物、蛋白質。

那麼爲何需要這些儘是水的蔬菜呢？因爲它對於養分的運輸、排泄機能，以及流汗之調節體溫的機能有極大幫助。

所以剩餘十%的維他命是人體內無法造出的，卽使缺乏少量也會引起各種毛病。

而到底是怎樣的蔬菜對頭髮有益呢？

對頭髮最有用的蔬菜是綠黃色的蔬菜、芋類、豆類、荷蘭芹、春菊、小松菜、菠菜、韮菜、蘿蔔、胡蘿蔔、青椒、青蘆筍。

芋類有甘藷、馬鈴薯、山芋、南瓜、慈菇。

豆類有大豆、青豆、蠶豆、玉蜀黍、豌豆、菜豆（四季豆）等。

這些蔬菜具有增血的作用，能使血液循環良好，使養分充分運到髮內。而纖維質的東西爲毛皮質的養分，給予頭髮彈力。並且綠黃色的蔬菜有多量色素，爲烏黑頭髮之源泉。

大家都說吃蔬菜好，但往往有生吃的蔬菜才是最好的想法，的確，爲了不破壞維他命的養分，生吃是最好的，比用油炒的營養價值要高，但胃腸弱的人或老人，小孩等則吃煮過的較容易消化。

與水煮時，維他命一半溶於水中，作成湯、味噌湯等一起飲用，就不必擔心維他命會損失掉了。

爲了考慮到不喜歡吃蔬菜等的人或小孩、老人，在此增加些新的作法吧！

同樣是沙拉也有許多種類，有西式的，中國式的，日本式的，加入貝類或香腸、海底雞等來改變菜式。

✤沙拉食療法

——日本式的沙拉——

〈拌入醋、味噌調味汁的沙拉〉

爲五〇〇公克材料加白味噌一〇〇公克、砂糖一～二大匙、海帶、木魚製成的調味汁二分之一杯、蛋黃一個、醋二大匙半（使用紅味噌時用紅味噌七十五公克、砂糖三大匙）。

〈拌入薑調味汁的沙拉〉

醋與二～三倍的沙拉油混合，加入鹽、胡椒少許，及薑汁（依喜好加入醬油亦可）。以上的調味汁加於胡蘿蔔、蘿蔔、山芋、黃瓜等蔬菜上攪拌。可再加入赤貝、洋式香腸、蝦、雞肉、魚片等。

——中國式的沙拉——

〈加入黑胡麻調味汁〉

胡麻、醬油（以五〇〇公克材料對黑胡麻兩大匙、海帶、木魚製成的調味汁三大匙、鹽三分之小匙、醋一．五杯、辣椒少許）。

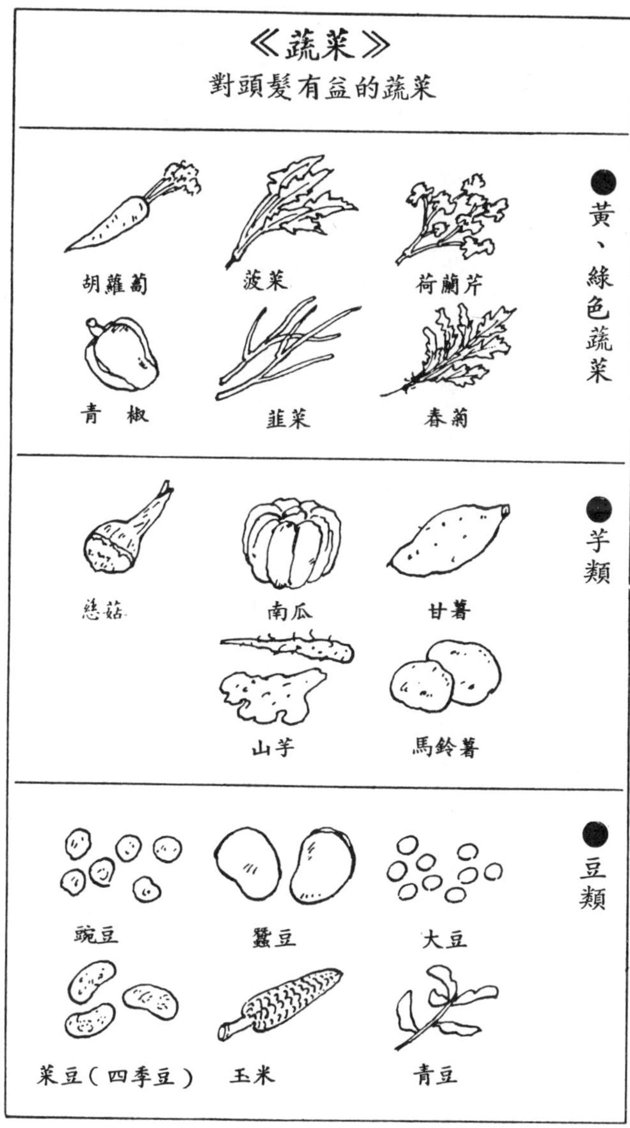
《蔬菜》
對頭髮有益的蔬菜
黃、綠色蔬菜
胡蘿蔔
菠菜
荷蘭芹
青 椒
韮菜
春菊
芋類
慈菇
南瓜
甘薯
山芋
馬鈴薯
豆類
豌豆
蠶豆
大豆
菜豆（四季豆）
玉米
青豆

攪拌即可。

加上辣油、麻油、大蒜的中國式沙拉，風味獨特，營養價值高，將黃瓜、芹菜、高麗菜切片

——西式沙拉——

〈增強精力的沙拉〉

味噌一大匙、醋一大匙、蜂蜜少許，沙拉油二大匙、玉米罐頭一小罐，混合，再配合季節性的蔬菜即可。

✤冬天蔬菜的吃法

冬天時蔬菜較不易生長，種類較少，價錢也較貴，所以餐桌上蔬菜種類較少，好好利用一些冬天的蔬菜——蘿蔔、白菜等使餐桌上保持青綠吧。

〈蔬菜拌飯〉

將蘿蔔、蕪菁的葉子燙過，細切，加鹽與酒、調味料和飯煮。

〈炒青菜〉

將蘿蔔、蕪菁、芹菜葉子洗淨，細切，用油炒之。依自己的喜好，加入醬油、砂糖、甜酒（料酒）。

每天至少一餐都要以菜食爲主食或副食，繼續半年，則您的身體狀況將獲得改善，請試看看吧！

2.水果——如何吃法

水果含有豐富維他命C，對皮膚有益，含水分多易於消化，所以是美容或病人的聖品。維他命C能促進神經的機能，與拉引頭髮刺激神經一樣，具同樣效果，有益頭髮的成長。含有有機酸的水果之維他命C不易敗壞是最佳的。水果能補給安定神經的氧氣，使毛髓質的空氣穴能吸入新鮮氧氣，使頭髮有彈性。

水果和一般的蔬菜不同，具有甜味，生吃就很好吃，亦可榨果汁，營養高，更適合老人、小孩或病人食用。或是作成綜合果汁、味道也不錯。

〈紅蘿蔔汁〉

胡蘿蔔一根、蘋果半個、檸檬四分之一個，細細切片，做成混合果汁。

〈加入牛乳的檸檬汁〉

檸檬一個榨汁與新鮮蛋黃、蜂蜜一大匙，牛乳二〇〇CC混合即可。

〈經濟實惠果汁〉

鳳梨心及皮四〇〇公克，高麗菜心一〇〇公克、青辣椒二個、蘋果二個細切，用果菜機榨汁即成經濟實惠、營養高的果汁。

3. 豆腐——如何吃法

在我們必須攝取的營養素中，鈣常常容易不足，在此介紹易於攝取的食品。

白嫩四角的豆腐是有必要每天吃的，半塊大約含有〇·五公克的鈣，正適合攝取的量。

夏天可生吃，多天則可做豆腐湯或其他料理，或是配合蔬菜、肉類做爲配麵的佐料。

〈配合蔬菜的豆腐〉

豆腐二分之一塊、茄子四〇〇公克、青豆苗一二〇公克、成熟蕃茄二個、洋蔥一個、馬鈴薯二個。

①豆腐切成長方形，茄子切成四分再各切成二公分，馬鈴薯與蕃茄剝皮切成小四方塊，洋蔥各切五毫米。

②在鍋內放入四大匙油，加熱，然後放入①的材料，加以炒之。

③蕃茄煮熟後放入醬油四大匙、砂糖一～二大匙調味，最後再放入豆苗。

此外豆漿有益頭髮，所以也要多多飲用。

4.海鮮類——如何吃法

許多人都會錯認爲海鮮類對頭髮來說是不可或缺的食物，爲了頭髮多吃這類食物卽可。當然海藻是含有豐富葉綠素，所以應多吃海帶、羊栖菜、海苔，但維他命B_2也是頭髮不可欠缺的營養素，含於蔬菜類中，這一點要認識清楚。所以希望讀者捨棄頭髮的營養就是海藻的觀念。

同樣地海藻類製成的洗髮精效果與普通的植物性洗髮精相同，不要冀望過高。與其冀望洗髮精的效果不如多吃海帶味噌湯、海帶沙拉等，多吸取碘的營養份才得有效。

在此介紹一個中國式菜單給諸位。

〈墨魚炒海帶〉

墨魚二條、乾燥海帶二十五公克、蔥一根、大蒜一片。

①將海帶煮好，再用水洗淨，切成小塊。
②將墨魚切成三～四公分長方形。
③蔥各切成三～四公分，大蒜切碎。
④在碗內放入醬油二大半匙，醋一又二分之一匙，米酒二大匙、太白粉二大匙，混合。
⑤用微溫的油迅速炸墨魚，然後放於盤內。
⑥鍋內放入二大匙豬油，然後放入大蒜、蔥、海帶等用强火炒之，再放入墨魚。
⑦混合炒後再放入④的調味料，最後加入麻油卽可。

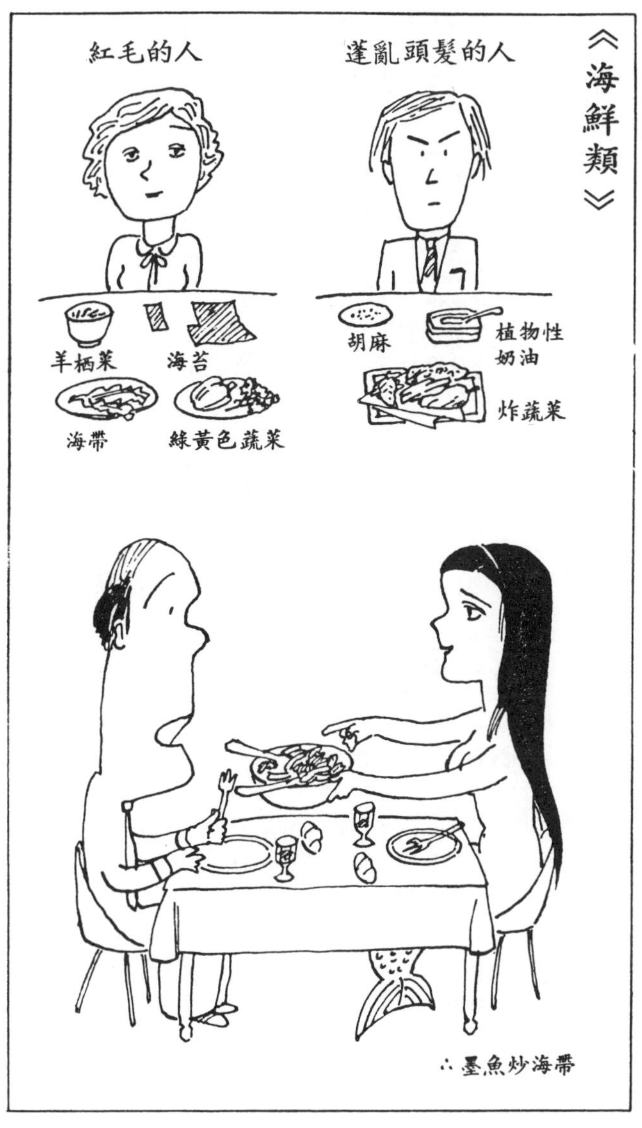

《海鮮類》
紅毛的人
蓬亂頭髮的人
羊栖菜
海苔
海帶
綠黃色蔬菜
胡麻
植物性
奶油
炸蔬菜
∴墨魚炒海帶

—＜附錄五大營養素與一週平衡的攝取量＞—

營養素	食 品 名	一週的攝取法
維他命	（維他命A） 南瓜、胡蘿蔔、奶油、海苔、鰻魚、蛋黃。 （維他命B_1） 豬肉、豬肝、大豆、花生、麥、蛋黃。 （維他命C） 橘子、甘薯、草莓、菠菜、茶。 （維他命D） 蛋黃、香菇、奶油。	蔬菜含量較多，每天要攝取。
脂肪	（動物性） 肉、魚、蛋黃、奶油、乳酪、加工肉。 （植物性） 麻油、橄欖油、椰子油、花生油。	動物性脂肪加入麵中一週一次。植物性脂肪做爲調味料，適當攝取。
蛋白質	（動物性） 牛乳、蛋、肉、乳酪、木魚。 （植物性） 豆腐、大豆、海苔、味噌、麵包。	豆腐、味噌、牛乳、蛋，每天都要攝取。
礦物質	牛乳、牛肉、小魚、乳酪、海鮮、貝類、蛋、菠菜、鹽、大豆、豬肝。	一週兩次來攝取。
碳水化合物	（澱粉） 米、麥、芋類。 （砂糖・果糖） 糕餅類、蛋糕。 （麥芽糖） 牛乳、奶粉。	糕餅類每天不要攝取過分，要有節制。

第六章 頭髮常識須知

我們的頭髮到底有幾根呢？

大約有十萬根左右，當然不是一根根地來算，若是一根根來算，不知要算到什麼時候呢？

頭皮的面積約為七百平方厘米，一平方厘米平均約有一五〇根，乘起來就有一〇萬五〇〇〇根。頭皮面積有七百平方厘米，或許許多人會不信，這是壓縮算的，若無論如何想知道自己頭髮有多少根，那麼有空時你就慢慢算吧！

頭髮每日大約延伸多少？

平均一日約長〇・三～〇・四毫米，一個月約長一公分，依季節、年齡而有差別，一年之中常伸展的是六～七月，時間是在上午，年齡則以15～25歲的思春期、青春期生長最快。

頭髮變薄的人，都希望頭髮早點變長，以致於焦躁不安，但頭髮就是生不長，所以要保持冷靜不要焦慮不安。

身體其他部分的毛，鬍鬚一日為〇・三八毫米，腋毛〇・三毫米，眉毛〇・一八毫米，陰毛

○．二毫米，以鬍鬚長得最快。

頭髮的壽命約為幾年？

頭髮是自然脫落的，通常一根頭髮的壽命，男人約為二～四年，女人約為三～六年，或五～七年，若不老化，毛週期變短的話也許為五～七年。

一根頭髮生長，以致於停止成長、脫落、再自然生出的現象稱為毛周期，動物毛周期一致，而人類依周期改變，終於保持一定的量，每天脫落幾根，生出幾根，都是自然的。

頭髮是怎樣來的？

頭髮是皮膚變化而來的，是人體的一部分，所以有蛋白質，以元素來區別的話，碳50％、氧22～23％、氫6～7％、氮17～18％，硫黃3～5％，頭髮燃燒時有特有的臭味，是因內有硫黃成分。

頭髮主要成分是有角質蛋白質，又稱為天然高分子蛋白質或纖維性蛋白質。角質約為18種氨基酸的結合體。

昔謂海藻對頭髮有益，此因海藻類中除碘外，又含有頭髮成長時不可欠缺的氨基酸，麩酸胺等營養素。

一日脫髮幾根為危險信號？

吾人的頭髮大約爲十萬根，其中一年中約有二萬根常常變化，每天脫掉，也會每天生長，以保持平衡，所以不必太擔心。

一天脫髮50～60根爲正常現象，過50歲後脫一百五十根，漸漸變薄。因此掉髮超過一百根雖說是危險信號，但若是短期內如此則不必擔心。因爲頭髮有十萬根，即使脫了一百根，每天也有頭髮生長，所以一天差三十根的話，一個月也僅差九百根而已。

但若頭髮漸稀少，一天至少脫落了一百根以上，持續一個月或二個月，則要想辦法才好，改變洗髮精或整髮油。

自然脫髮與異常脫髮如何區別？

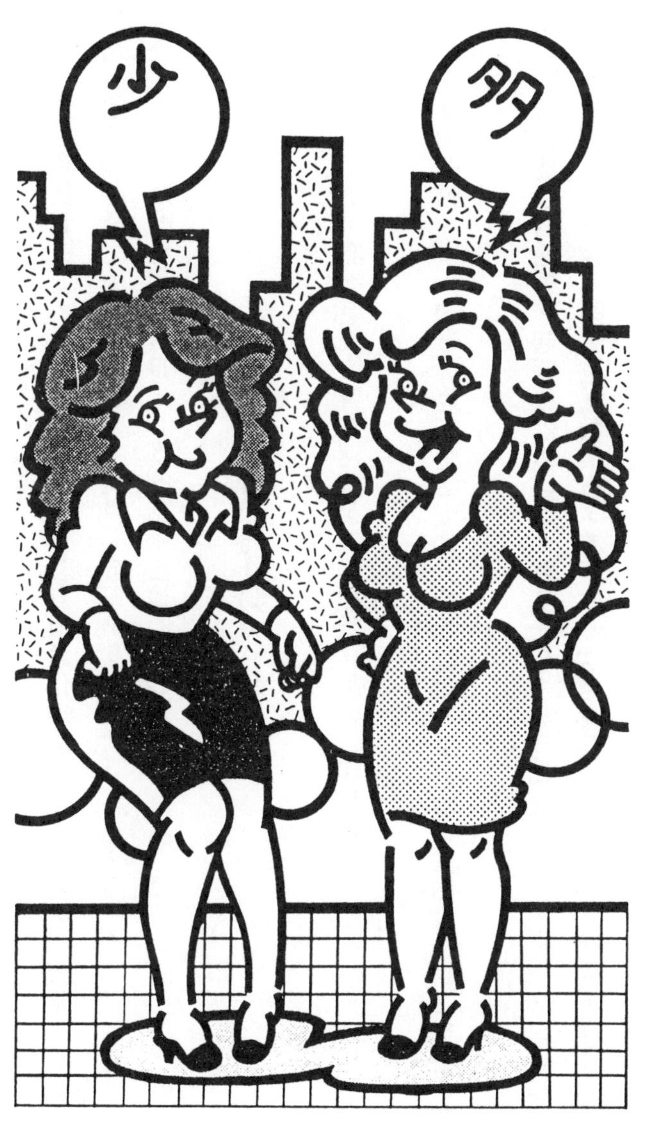
少
多

指壽命到了，自然脫落爲自然掉髮，不用梳子，不亂洗頭髮，自然而脫落的頭髮。仔細看一下自然掉髮的毛根，毛根呈自然膨脹的流線型。

異常掉髮的毛髮毛根細，毛根前端像尾一樣着有未角化的部分，這樣是毛根異常，與髮毛的壽命無關，因失去固着力而脫落的髮毛，可能是年輕禿髮的前兆，要注意了，即使再生的髮毛也變得很細。異常掉髮的毛髮數有10～15％的話不必擔心。

掉髮的數目要如何來算清楚才好？

這實在是難題了，有關毛髮的書常寫著脫髮的根數，但沒有說明如何來數，在每天日常生活中要算清楚也很難。

因此掉髮的根數，以大約來計算，不必太過於斤斤計較。下列的方法頗爲麻煩就將就一下吧。

在前晚留於枕頭的毛髮，起床後就數看看，其次是早上整理頭髮時，數數掉落的毛髮根數，日常使用梳子時，若有脫落頭髮也數數根數，若一次一次數感到麻煩則集中後再一起數，洗髮時脫落的頭髮亦收集起來，因毛巾擦乾頭髮，脫掉的髮根亦數清楚。

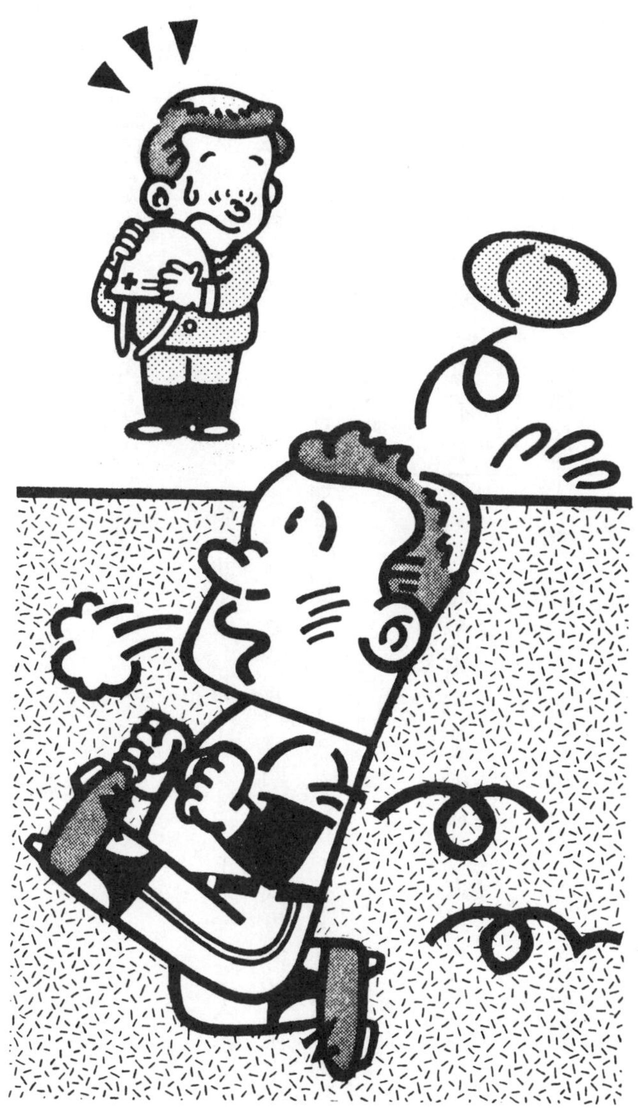

這樣大概就接近正確數字了，還有一天的掉髮根數只是自然掉髮的數目，不含因物理之力而脫落之髮，若要數清則更加困難了。

掉髮後等毛髮再長出須時多久？

頭髮的成長不快，毛週期有成長期、移行期、休止期，然後是再生過程，進入休止期毛髮脫落，然後是再生過程，休止期爲毛包的細胞分裂，等待脫落時期，然後入再生期，休止期有數個月，再含再生過程，約有四至五個月，通常約爲一二〇日～一三〇日。想育髮的話大約三～四個月毛孔變黑，到四、五個月才好一些。

用吹風機來吹風不太好，對頭髮有影響的溫度大約幾度？

頭髮因含有蛋白質，耐不住熱及鹼性，遇一四〇度的熱起變化，也無法長時間耐住一二〇度的熱，一〇〇度則不起變化。

通常家庭中使用的吹風機所吹出的熱風約九〇度～九五度的話則沒有關係，但吹風機一般說來還是對頭髮不太好。一四〇度、一二〇度是使蛋白質起變化的溫度，一〇〇度以下就安全的話只是有關蛋白質的問題而已。

吹風機以乾燥頭髮爲目的，「乾燥是頭髮之大敵」，若是洗髮後使濕濕的頭髮弄乾的話還沒什麼問題，若是爲了整髮，使用吹風機對著未濕潤的頭髮來用，則會引起變化了。若是充分加上油來吹風則較沒關係。

「秃頭者不生癌」這話當真嗎？

常謂「癌者與禿頭的問題若可解決，定可得諾貝爾獎」，禿頭與癌症有關嗎？

回答是：好像有關係的樣子，但並非說所有的癌症，僅和胃癌有關。某間大醫院曾以十年的病歷做此調查。

是以胃癌患者與普通人共一〇三位男性荷爾蒙與女性荷爾蒙的量來比較的。結果禿髮健康的人男性荷爾蒙多，而胃癌患者，頭髮多的人女性荷爾蒙多，不禿髮，亦無胃癌的人在這中間。

卽在性荷爾蒙的平衡上來說，女性荷爾蒙較多者患胃癌較多。

但這並不是絕對的，也就是說並非女性荷爾蒙强的人一定患胃癌，一定不會變禿髮。

結論是禿頭的人比較不會生胃癌，或許禿髮和其他癌症的關係日後也會被發現也說不定。

■脫髮、薄髮是否與遺傳有關？

以前的理論認爲禿髮的遺傳子有兩個，兩個聚齊的話男性爲禿髮，他兒子亦是禿髮，女性頭髮部分變薄，或部分禿髮，她兒子亦是禿髮，禿髮的遺傳子是一個時，男性爲禿髮，他兒子兩個人中有一人爲禿髮，女性不禿髮，她兒子二人中有一個禿髮。女性通常不禿髮，但爲脫髮而煩惱的人頗多，頭髮變薄。

但此說並不完全正確，父子之間因飲食生活一致，而導致禿髮也有之，並非單單是遺傳，故應考慮到生活遺傳（飲食生活的一致）與骨骼遺傳，但卽使是容易患禿髮的骨骼，其外側之肉體、皮膚、頭髮等，也可藉飲食療法或物理療法來改造。

所以禿髮者若是以遺傳來自我安慰，不如來自我挑戰，掃除遺傳的觀念不是更好嗎？

■無再生希望的毛髮是什麼呢？

頭髮無法再生的掉髮症是很少的，由下頁圖表可知，難於再生的是先天性無毛症與瘢痕（瘡疤）性掉髮症。瘢痕性掉髮症之所以難於再生是因皮膚組織受到損傷，毛孔阻塞，毛根消滅。因此瘢痕性掉髮若毛包、毛根、皮脂腺、毛孔仍殘留的話還是可期待再生的。

藥害導致的掉髮症沒關係嗎？

抗癌劑、抗生物質等治療藥物及水銀、砒素等毒物引起的藥物中毒有時導致頭髮脫落。

抗癌劑、抗生物質，若健康恢復後，不再使用這些藥物，頭髮也會恢復正常。

水銀砒素等，一點一點排出體外，若以自然的速度、排出是太慢了些，藥物中毒要早點恢復正常的另一個方法是用斷食療法，斷食的話，可自體內排出毒素，效果較高。

頭髮的老化是怎樣的？

頭髮老化時會出現各種現象，首先是毛周期變短，毛周期變短則成長期亦變短，且一日的掉髮量增加，發生此現象大約在35歲至50歲左右，或許您會擔心是否得了禿頭症，但不必擔心，此

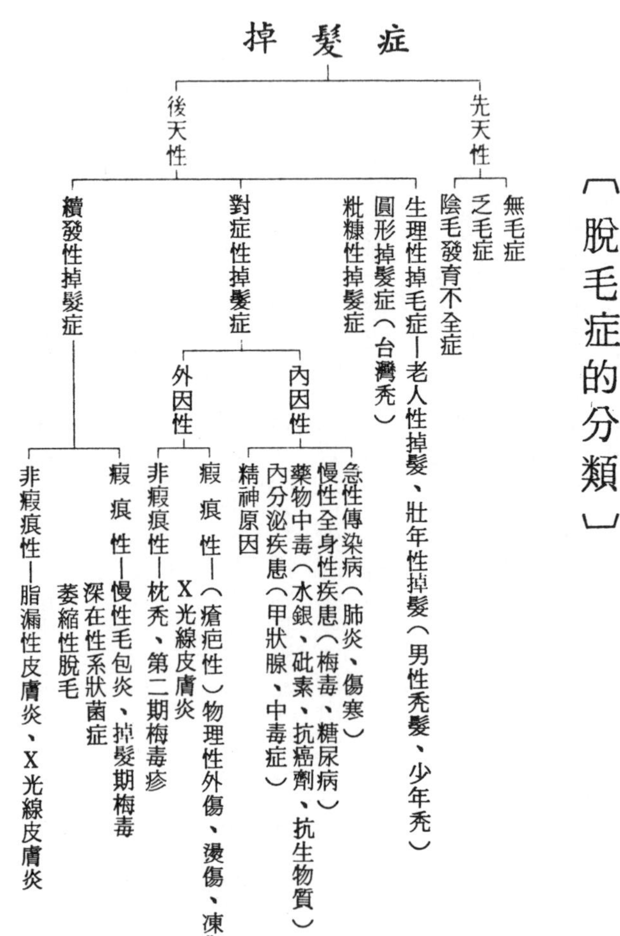

【脫毛症的分類】
掉髮症
先天性
無毛症
乏毛症
陰毛發育不全症
後天性
生理性掉毛症—老人性掉髮、壯年性掉髮（男性禿髮、少年禿）
圓形掉髮症（台灣禿）
粃糠性掉髮症
對症性掉髮症
內因性
急性傳染病（肺炎、傷寒）
慢性全身性疾患（梅毒、糖尿病）
藥物中毒（水銀、砒素、抗癌劑、抗生物質）
內分泌疾患（甲狀腺、中毒症）
精神原因
外因性
瘢痕性—（瘡疤性）物理性外傷、燙傷、凍傷
X光線皮膚炎
非瘢痕性—枕禿、第二期梅毒疹
續發性掉髮症
瘢痕性—慢性毛包炎、掉髮期梅毒
深在性系狀菌症
萎縮性脫毛
非瘢痕性—脂漏性皮膚炎、X光線皮膚炎

爲自然現象。

頭髮變細在35歲開始以後漸顯著，因毛周期的緣故，掉髮增加，頭髮變細，全體的量減少，開始擔心起來，但這是年齡所致，沒有辦法的。

白髮也因年齡起了變化，但因人而異，有的人從30歲起就很顯著，但有的人至60歲頭髮仍一片烏黑。可能是黑色素的因素吧。

燙髮或染髮與頭髮脫落有何關係？

冷燙的冷燙液或染髮液都是鹼性，而毛髮爲不溶性蛋白質，熱與鹼性爲其大敵。所以使用時要注意才好。

使用不當時會傷到肌膚，傷害頭皮，於是頭髮脫落也就無可避免了。所以去燙髮或染髮應選擇技術好的美容院才好。

作髮型會掉髮嗎？

作髮型對男性來說較少嘗試，但女性有些髮型常會促進掉髮。

當然，拔植物時不是拔而已，而是左右搖動，使士鬆弛再拔起……。毛髮常拉引時，根部組織也會鬆弛，而脫落。一根頭髮大約耐50公克的力，漸漸地會變弱，常拉引的話，頭髮會退化，不再生長了。

頭皮、頭癢是否為掉髮之因？

頭皮爲表皮的一部分，旺盛的新陳代謝所致，細胞分裂反覆作用是因表皮的底部胚等細胞分裂，細胞質作顆粒細胞在表面壓出，顆粒細胞卽頭皮，卽是變成角質化頭皮而脫落。

頭皮多時會如何？由皮脂腺分泌的皮脂與頭皮混合，成皮脂漏使毛孔阻塞，毛孔阻塞時，當然養分就無法送達，毛根引起營養障害，毛髮就脫落了。此種脫髮稱爲脂漏性掉髮症。

若是頭皮比以前多，又頭癢的話，則是掉髮的前兆了。

內臟疾病與掉髮有關嗎？

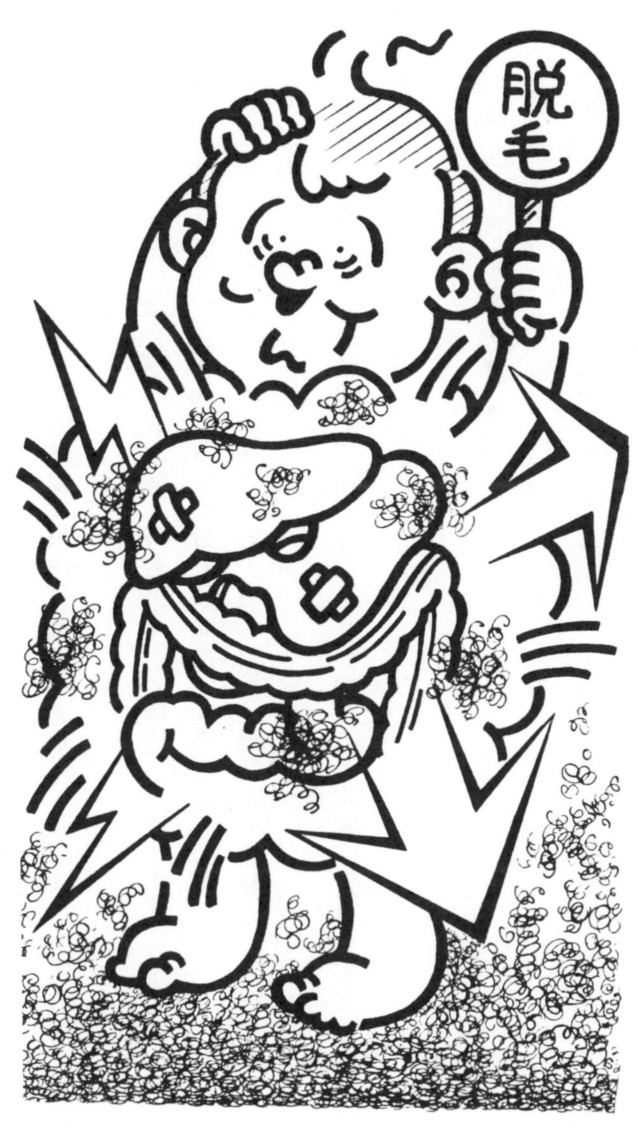
脫
毛

頭髮與內臟之間有非常密切的關係，以植物比喩來說，內臟是根，頭髮是花，根若阻塞的話，花就無法開了，同樣地內臟若異常的話頭髮無法長成，特別是腎、肝、肺、脾胃（消化器官）最爲重要。

「髮爲腎之花」，腎生精合血造成頭髮，腎若不正常，頭髮就無法生出，肝是血液的貯藏庫，酒喝多時損害肝臟，肝功能變差，就無法充分貯藏血液，當然導致頭髮脫落。

而皮膚或毛髮則爲肺所支配，從肺取得氧氣，溶入血液送到頭髮，肺機能必須正常才行，故腹部呼吸極爲重要。

脾胃的功能也很重要，氧氣送到肺，肝臟貯藏血液，腎造精，運養分到頭髮，都是由脾胃控制，若脾胃故障，則爲頭髮之致命打擊。

洗髮的回數要怎樣才適當？

我們因常入浴，所以洗髮次數因各人而有所不同，不過以三日一次算是較爲平均的次數。洗髮是很重要的，藉著洗髮能除去頭皮的汚垢，使血液循環良好，皮膚能充分呼吸，爲使頭髮復甦的不可或缺之條件，不喜歡洗髮的人要了解這一點，正確地去洗髮吧！

洗髮時，水的溫度有關係嗎？

洗髮的水溫以溫水最理想，其中當然也有人喜歡洗熱水，但這對頭皮、頭髮都不好，用熱水洗頭髮，頭皮會引起充血，特別是油性肌膚者要注意了，熱水的確能使新陳代謝旺盛，但同時會刺激皮脂腺，皮脂腺受到刺激時，頭皮變得更油。

洗髮的要點是①用洗髮劑。②注意水溫。③沖洗，水溫對頭髮是很重要的，這一點要牢記。

國家圖書館出版品預行編目資料

禿髮・白髮預防與治療／陳炳崑 編著
－3版－臺北市，大展，2014【民103】
面；21公分－（健康加油站；50）
ISBN 978-957-557-768-1（平裝）
1.毛髮－疾病
415.736　　86013145

禿髮・白髮預防與治療

編 著 者／陳 炳 崑
發 行 人／蔡 森 明
出 版 者／大展出版社有限公司
社　　址／台北市北投區（石牌）致遠一路2段12巷1號
電　　話／(02) 28236031・28236033・28233123
傳　　真／(02) 28272069
郵政劃撥／01669551
網　　址／www.dah-jaan.com.tw
E-mail／service@dah-jaan.com.tw
登 記 證／局版臺業字第2171號
承 印 者／傳興印刷有限公司
裝　　訂／承安裝訂有限公司
排 版 者／千兵企業有限公司
初版1刷／1990年（民 79年）9月
2版4刷／2004年（民 93年）9月
3版1刷／2014年（民103年）1月　　定價／180元

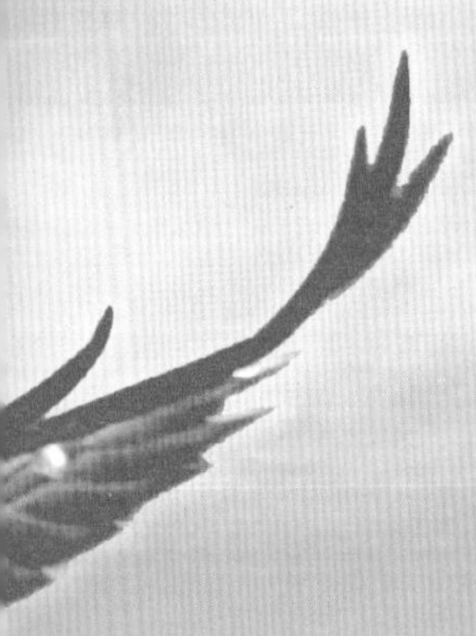

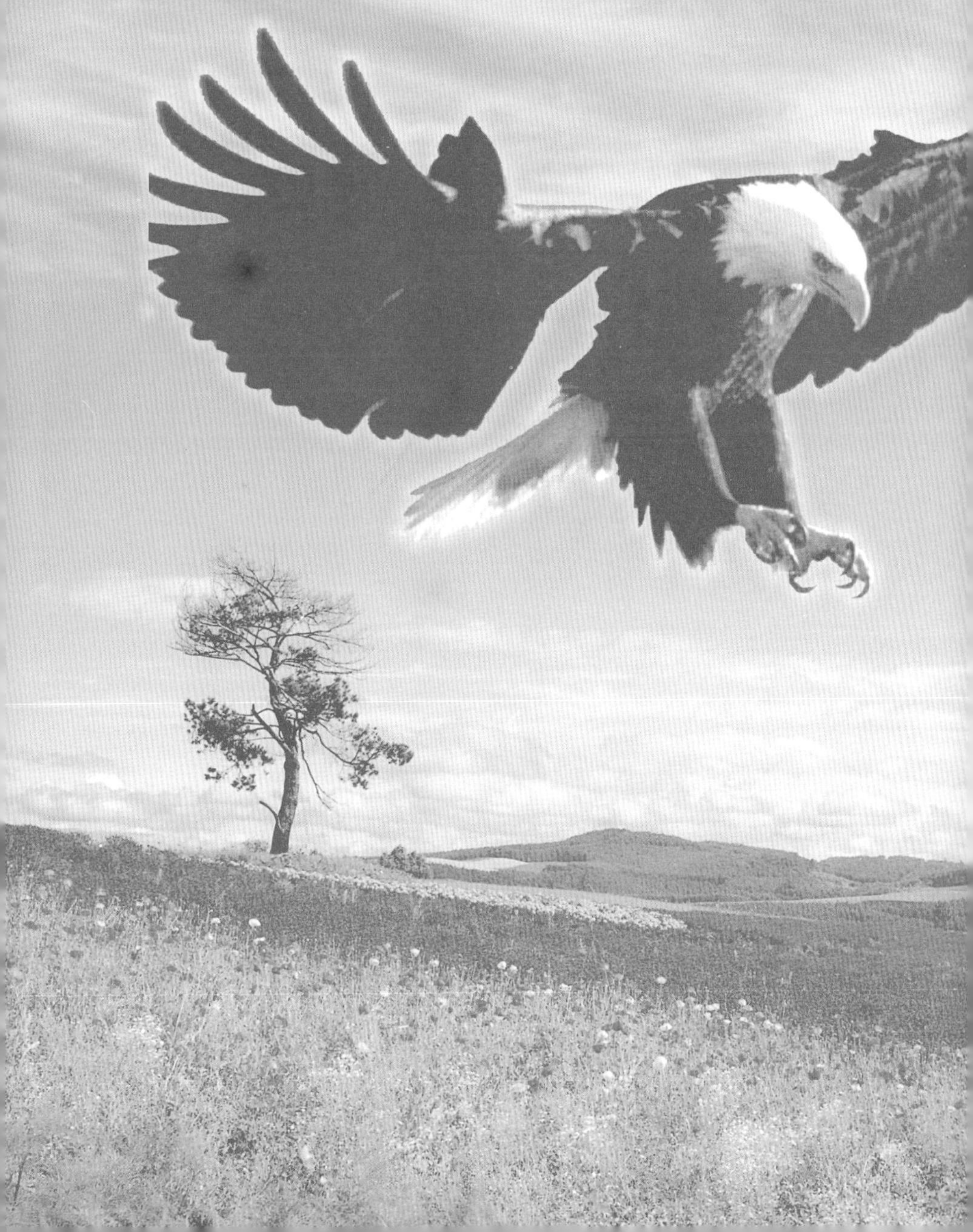